傳統民俗療法 8

神奇指針療法

安在峰・編著

品冠文化出版社

叢書總序

中國傳統醫學是千百年來歷代名醫智慧的結晶，是祛病健身、延年益壽取之不盡的大寶庫。一些常見病，中國醫學積累了許多簡易有效的傳統療法。

本套「傳統民俗療法」叢書挖掘、整理、精編了散在於民間及各種醫書中的傳統療法，並用簡明的文字、清晰的圖解介紹給讀者，以便大家選用。

叢書包括《神奇刀療法》《神奇拍打療法》《神奇拔罐療法》《神奇艾灸療法》《神奇貼敷療法》《神奇薰洗療法》《神奇耳穴療法》《神奇指針療法》《神奇藥酒療法》《神奇藥茶療法》……等。

希望叢書能給您和您的親人解除病痛，給您的家庭帶來幸福。

前　言

指針療法是我國人民在長期的生活實踐中逐步總結積累的一種以指代針的自然療法。指針療法與我國醫學寶庫中的推拿、按摩、拍打、點穴療法同宗同族。

由於其技法風格獨特而被分化出來，後在技法與內容上不斷得以豐富和完善，而逐漸形成了一套完整科學的指針療法體系。其以方法簡便、療效顯著、經濟安全的特點，深受廣大人民群衆的喜愛。

爲了進一步推廣和普及指針療法，筆者根據多年的研究成果和實踐經驗，在參考大量有關資料的基礎上，以簡明、通俗的語言，用圖文並舉的方式，對指針療法的起源與發展、基本原理與特點、適應與禁忌症及施術原則、注意事項、基本手法、功法練習、常用經絡穴位做了細致的介紹。

並對內科、外科、婦科、兒科、五官科急症、危重疾病的五十六種疾病，從概述、診斷、取穴、辨證施治等方面進行了詳細介紹。

可謂一冊在手，治病不愁!實乃一本讀之即懂，操之即效的自學指針療法教科書，是現代家庭應備的實用讀物。同時本書也可作爲醫務工作者和指針愛好者的參考書。

由於時間倉促，筆者水平有限，書中不足之處在所難免，誠望讀者批評指正。

編者

目　錄

下篇 各 論 …………………………………… 67

☞上篇 總論

第一節 指針療法的起源與發展

指針療法是通過用手指按、揉、捏、掐、點、叩人體穴位來刺激經絡、臟腑，以達到防治疾病目的的一種傳統外治方法。其特點是以手指代針，方法簡便，療效顯著，是中國傳統醫學遺產的重要組成部分，在我國有著悠久的歷史。

指針療法，是我國歷代勞工人民和醫家在長期的勞動、生產、生活和醫療實踐中創造和發展起來的。其起源的具體時間難以確定，但在遠古時代，就有了指針療法。

在兩千多年前就有了文字記載。《素問・舉痛論》中說：「寒氣客於腸胃之間，膜原之下，血不得散，小絡急引故痛，按之則血氣散，故按之痛止。」這可謂是對指針療法較早的記述。

到了晉代，指針與取穴相結合，並用於急救，使指針療法得到了進一步的發展和完善，使其治療範圍得以擴大。葛洪在《肘後備急方》中的「令爪其病人人中，取醒」的記載可足以說明。

到了明代，指針不僅與取穴相結合，而且，可以根據病症辨證地行以補、瀉不同之法。使治療效果更為顯著，方法更為得當。楊繼洲的《針灸大成》中的醫案也說明了這一點。如給許敬庵治腰的記述：「性畏針，遂以手指於腎俞穴行補瀉之法。」

到了現代，指針療法除被醫家所應用外，還被武術家、氣功家、養生家所掌握，在民間也較為流行。

《少林點穴法圖解》第五章第二節點穴手法中記載了：「點摸、點打、點揉、點劃」四種方法。《點穴絕技》上篇，古法點穴臨床應驗真解中記載了「壓穴法、切穴法、捏穴法」等 25 種救治手法；還記述了鷹爪門壓痛點穴療法治頭痛、膝痛等 21 種疾病的方法。

《三十六穴點拿絕招》第四章第一節手法解穴急救中記述了氣功點解穴傷的方法。《硬氣功點穴術》第八章第二節記述有「按法、點法」等八種解穴方法。《硬氣功拿穴術》第六章第一節記述了穴傷的手（指）法解治。《千家妙功續》的保健十五法中，記有以手捏鼻旁健鼻，兩手互捏合谷治療眼疾、手病、偏頭痛等。這些方法中均含有指針療法成分。

當今，在黨的中醫政策指引下，中國醫學中的指針療法蓬勃發展，使指針從理論到實踐、從技法到應用逐步得以完善，形成了完整的科學體系。治療範圍擴展到內、外、婦、兒、五官等科的各種常見疾病。

目前，我們不僅對指針開展了生理作用和治療原理的初步研究，也開始了對指針文獻的整理，出版了有關指針方面的不少專著。建立和擴大了指針療法專業隊伍，已形成了行業，不少醫院設立了指針療法門診部及指針科，使指針這一傳統療法為人類的健康事業發揮出應有的作用。

第二節　指針療法的特點

指針療法，是以中醫臟腑、經絡、穴位、氣血等理論為基礎，以指通過點、按、捏、揉等手段進行治療疾病的方法。指針療法與其他療法相比，具有一些明顯的特點，主要表現在以下幾個方面：

一、方法簡便　好學易懂

指針療法不需醫療器械，不需要藥物，僅以醫者的手指，在患者肌膚外表施術，不受諸多條件的限制，可隨時隨地靈活施用，既簡單又方便。只要具有一定的醫學理論基礎，進行有關指法、手法、指力的學練，就可掌握並運用於臨床實踐，治療一些常見疾病。

二、經濟實用　易於推廣

指針療法不需增加醫者的醫療成本，患者無需支付過高的醫療費用，非常經濟實用，尤其適合於缺醫少藥、經濟條件較為貧困的地區。

指針療法不僅可以節省醫療費用開支，而且還可免除針藥之苦及藥物帶來的副作用。因其操作方法簡便、直觀易學，因而極易推廣普及。

三、施用靈活　施治安全

指針療法僅以指施術，而且對環境條件要求不高，不受人員、時間、空間等限制，具有較大的靈活性。指針療疾時，只要能按正確的方法施術操作，則不會出現任何毒副作用，更不會出現服藥時所產生的副作用及針灸或其他治療時所產生的一些痛苦與創傷，可以說指針方法是一種最為安全的治療方法。

四、適應症廣　療效顯著

指針療法有較廣的適應症，除用於治療運動系統的損傷及病變外，對於內科、外科、婦科、兒科等多種急、慢性疾病均有很好的治療效果，尤其適合於某些急症在送往醫院前的搶救治療，如昏迷、休克、中風、中暑、淹溺、暈厥、急性疼痛性疾病等，往往能收到較為奇特的療效。

第三節　指針治療的基本原理

指針療法屬於中醫外治法範疇，是醫者視病情施用指法治療的一門中醫學科。指針療法是通過指法產生的外力，作用於人體體表的特定部位或穴位，造成的良性刺激，不僅可反射性地引起局部血液循環加速，從而帶來營養物質及帶走代謝產物，使局部血液供應良好，神經肌肉組織得到充足營養，局部病灶得以清除，而且可由神經末梢向中樞傳導，從而引起體內神經系統產生一系列的調節作用，改變有關的系統內能，從而起到治療作用。這種「能」可作為信息的載體，向人體某系統或器官傳入信號，有調整臟腑功能的作用。

實踐證明：指法對穴位的刺激還可增加血液中單核巨噬細胞的活性，促進機體產生多種抗體，增強抵抗有害因子入侵的能力。因此，指針療法具有防病、治病、保健、益壽、延年的功能。

第四節　指針療法的施術原則

治療原則是在整體觀念和辨證論治基本精神指導下，對臨床病證制定的具有普遍指導意義的治療規律。

治療原則和具體的治療方法不同。任何具體的治療方法，總是由治療原則所規定，並從屬於一定的治療原則的。

指針療法在治療應用時應遵循以下原則：

一、治病求本

「治病必求其本」是指針辨證施治的基本原則之一。求本就是治病要了解疾病的本質，了解疾病的主要矛盾，針對其最根本的病因病理進行治療。「本」是與「標」相對而言的。可用以說明病變過程中各種矛盾的主次關係。從正邪雙方來說，正氣是本，邪氣是標；從病因與症狀來說，病因是本，症狀是標；從病變部位來說，內臟是本，體表是標；從疾病先後來說，舊病是本，新病是標，原發病是本，繼發病是標等。

二、扶正祛邪

疾病過程，可以說是正氣與邪氣矛盾雙方互相鬥爭的過程，邪勝於正則病進，正勝於邪則病退。因為治療疾病，就要扶正祛邪，改變邪正雙方的力量對比，使之向有利健康的方向轉化，所以扶正祛邪也是指針療法的基本原則之一。

「邪氣盛則實，精氣奪則虛」，邪正盛衰決定病變的虛實。「虛則補之，實則瀉之」，補虛瀉實是扶正祛邪這一原則的具體應用。扶正即用補法，用於治療虛證；祛邪即用瀉法，用於治療實證。

三、調整陰陽

疾病的發生，實質上是人體陰陽的相對平衡遭到破壞，即陰陽的偏盛偏衰代替了正常的陰陽消長。所以調整陰陽，也是指針療法的基本原則之一。

陰陽偏盛：即陰或陽邪的有餘。陽盛則陰病，陰盛則陽病，治療時應採取「損其有餘」的方法。

陰陽偏衰：即正氣中，陰或陽的不足，或陰虛或陽虛。陰虛則不能制陽，常表現為陰虛陽亢的虛熱證；陽虛則不能制陰，多表現為陽虛陰盛的虛寒證。陰虛而致陽亢者，應滋陰以制陽；陽虛而致陰寒者，應溫陽以制陰。若陰陽兩虛，則應陰陽雙補。

四、因情制宜

因情制宜是指在治療疾病時，要根據季節、地區、人體的體質、年齡、性別、生活習性、所患疾病的不同而制定不同的治療方法。一般地，如患者體質強、操作部位在腰臀四肢，病變部位在深層等，則需要採用刺激量大的手法；患者體質弱，操作部位在頭面胸腹，病變部位在淺層，則需要刺激量小的手法。

如一般慢性病症可每日治療一次；個別急病，可每日治療二次；反應較重者，可兩日治療 1 次；發病時間短、病情較輕者，可 10 天為一療程；發病時間久的慢性病，一般可定為 1～2 個月為一療程。

第五節　指針療法的適應症與禁忌症

指針療法在臨床應用上十分廣泛，它可運用於內科疾病、外科疾病、婦科疾病、兒科疾病、五官科疾病、急症、危重疾病等。

指針療法應用雖然廣泛，但也有些病不適合指針治療。如急性傳染病、嚴重高血壓、嚴重心臟病、出血性疾病、婦女妊娠期、新生兒頭部及一些皮膚病等。

第六節　指針療法的注意事項

運用指針治療疾病時，應注意以下事項：

一、常修指甲

醫者應經常修剪指甲，防止指甲損傷按壓處的皮膚。

二、手法熟練

醫者熟練掌握指針療法的基本手法，並具備一定的指力功夫。施術時，選穴要準確精練、手法要得當、安全。

三、循序漸進

施術時，用力要均勻，由輕到重，由緩到快，循序漸進，最後以輕壓徐徐放鬆。對於老人、兒童及體虛者，手法要輕柔，以患者能承受為準。

四、得氣爲度

治療時，患者出現酸、麻、重、脹、熱、痛等感覺為「得氣感」。一般以得氣感時為佳，不應出現劇痛，若出現劇痛時，應適當減輕指對穴位的壓力或換用其他穴位治療。

五、時機得當

患者精神過於緊張、過勞、過饑、過飽者，應適當休息 10～20 分鐘後再施術治療，急診患者應視病情決定治療的時機。

六、靈活運用

指針療法雖有較多的適應症，但並非包治百病，有時僅作為某些疾病的輔助治療或對症處理，必要時須結合其他方法治療，應靈活運用，以免貽誤病情。

第七節　指針療法的基本手法

指針療法常用的指法有按、揉按、捏、掐、點、叩六種。現分別詳細介紹如下：

一、按　法

按法是指針療法中運用較廣的一種手法。所謂按就是以指腹頂端按在穴位上下壓的方法。按法根據所用的手指不同又分為拇指按、中指按、劍指按三種。

㈠ 拇指按法

【方法】：將拇指伸直，其餘四指握空拳，以拇指腹頂端為力點按在穴位上，用力下壓（圖 1-1）。

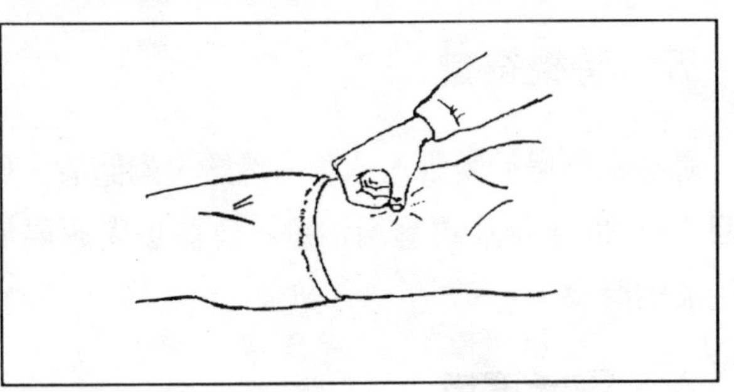

圖 1-1

【要點】：按穴要準確，力由拇指指肚頂端透入穴內，下按力量要由輕而重，按住不鬆，持續用力下按壓 2～3 分鐘。

【適於】：本法適用於周身各部穴位。

【功效】：具有瀉實補虛、鎮靜解痙、止痛活血等功效。

【特點】：拇指施術，指向下按壓，此法輕按為補，重按為瀉，慢按為補，快按為瀉。

㈡ 中指按法

【方法】：將中指伸直，食指和無名指端抵住中指遠端指關節附近，拇指端抵住中指遠端指關節的撐面，以中指指腹頂端為力點按壓在穴位上，用力下壓（圖1-2）。

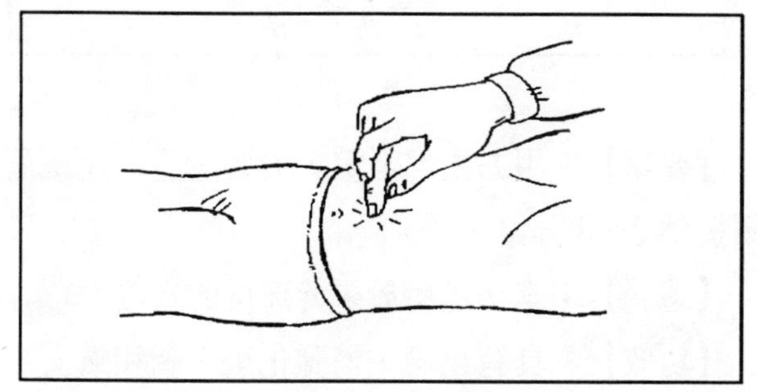

圖 1-2

【要點】：按穴要準確，力由拇指指肚頂端透入穴內，下按用力要由輕而重，按住不鬆，連續用力下按壓2～3分鐘。

【適於】：本法適用於周身各部穴位。

【功效】：具有瀉實補虛、鎮靜解痙、止痛活血等功效。

【特點】：中指施術，此法輕按為補，重按為瀉。

㈢ 劍指按法

【方法】：食指與中指緊併伸直，拇指指腹搭在無名指和小指上成為劍指，以食、中指指腹頂端為力點，按壓在穴位上，用力下壓（圖 1-3）。

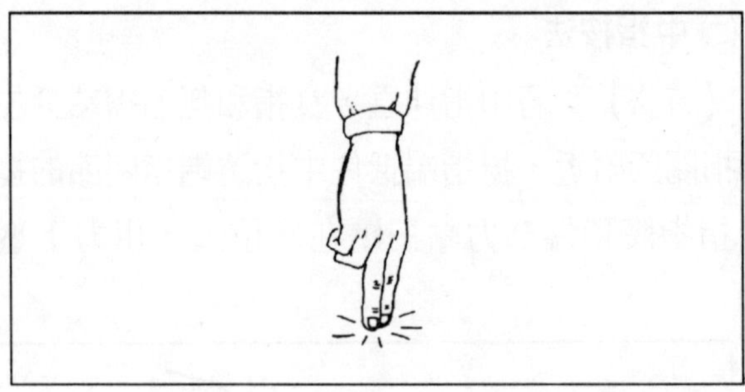

圖 1-3

【要點】：用力由輕至重，力要透達，連續用力，向下按壓 2～3 分鐘。

【適於】：本法適用於軀幹部位的穴位。

【功效】：具有止痛、消腫化瘀、調和氣血、疏通經絡之功效。

【特點】：本法著力面大，刺激性強，一般以輕按為補，重按為瀉。

二、揉按法

揉按法是指針療法中常用手法之一。揉按是指腹頂端緊貼所選穴位皮膚，進行不移動的環形平揉運動。指端要求不與所選穴位皮膚移離摩擦，其一是區別於按摩術中的「摩法」；其二是以免因與患者皮膚表面反覆摩擦而損傷。揉按法根據所用手指不同可分為拇指揉按和中指揉按兩種。

㈠ 拇指揉按法

【方法】：拇指伸直，其餘四指併攏自然伸直，以拇指指腹頂端為力點，按於穴位上進行原位揉動（圖1-4）。

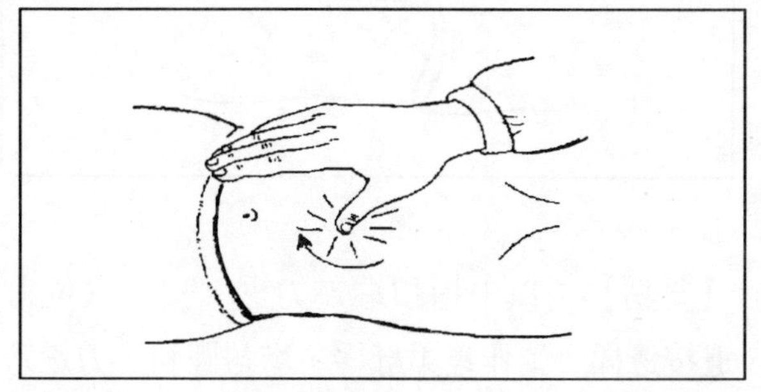

圖 1-4

【要點】：拇指頂端按準穴位方可用力下按並伴隨揉動，揉動要均勻、圓和，力達指端透入穴內。一般每次揉按 2～3 分鐘。

【適於】：本法適於在周身各穴位運用。

【功效】：本法具有益氣和血、疏通經絡、瀉熱散寒、消滯化瘀、散結止痛之功效。

【特點】：本法按中有揉，揉中有按，按揉結合。揉按力度較輕者為補法，較重者為瀉法。

㈡ 中指揉按法

【方法】：中指伸直，食指和無名指指端抵住中指遠端指關節附近，拇指端抵住中指遠端指關節的掌面，以中指指腹頂端為力點，按於穴位上，進行原位揉動（圖1-5）。

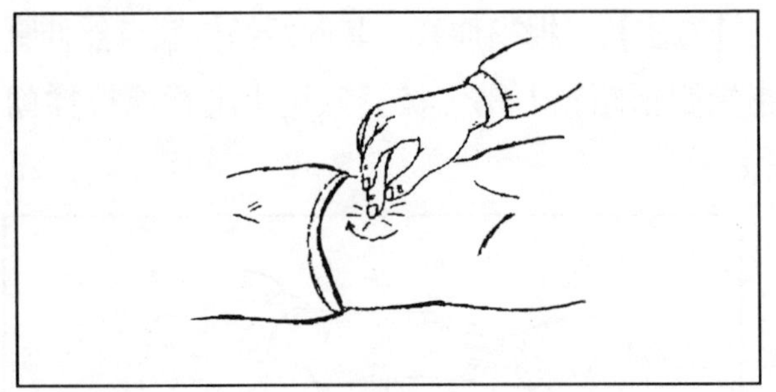

圖 1−5

【要點】：以中指頂端為力點，按在穴位上要準確，邊按邊揉，動作輕柔舒緩、均匀圓和，力透穴內。一般每次揉按 2～3 分鐘。

【適於】：本法適於在周身各穴位運用。

【功效】：本法具有協調臟腑、經絡的功能，可行氣活血、和絡舒筋、緩痙解結、平調陰陽等。

【特點】：本法是按揉相結合的方法。雖與點法相比其刺激強度較輕，但也還有輕、較輕、中等、較重、重等程度之分。一般地是輕、較輕者為補；較重、重者為瀉。中等者為平。

三、捏　法

捏法是指五指相對用力捏壓穴位或筋肌的一種手法。捏法有單手捏法和雙手捏法兩種。

㈠ 單手捏法

【方法】：拇指與其餘四指相對伸直，虎口張開，以拇指與食指或與中指或與食指、中指、無名指指腹遠端處捏住穴位或筋肌，相對用力捏壓（圖 1-6）。

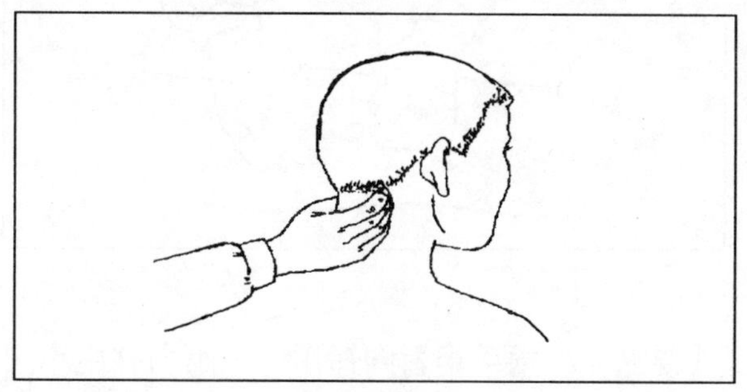

圖 1-6

【要點】：指捏相對向裡用力，壓力宜由小到大，逐步增加，持續 1～2 分鐘，然後緩慢放鬆，接著再次重複操作。

【適於】：本法多用於四肢部位、頸部等。

【功效】：本法具有通絡導滯、活血化瘀、鎮驚止痛、醒腦開竅和調整臟腑功能等作用。

【特點】：本法是一種刺激性較強的興奮性手法。方法靈活多變，可捏著持續用力，也可捏住一鬆一緊進行。用力輕為補，用力重為瀉。

㈡ **雙手捏法**

【方法】：兩手拇指與其餘四指均相對伸直，虎口張開，以拇指與食指或與中指或與食指、中指、無名指指腹遠端處捏住穴位或筋肌，相對用力捏壓（圖1-7）。

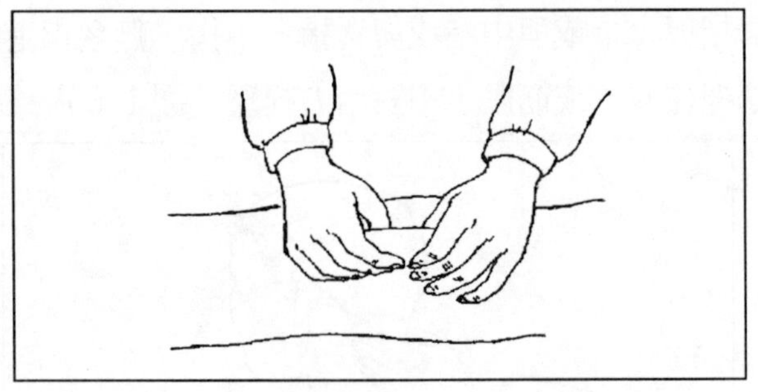

圖 1-7

【要點】：兩手相對向裡用力，壓力宜由小到大，逐步增加，持續用力1～3分鐘，然後緩慢放鬆，接著照法再捏。

【適於】：本法多用於脊、四肢部等。

【功效】：本法具有補虛瀉實、宣通經絡、調整人體陰陽平衡、祛風散寒、消腫止痛的功效。

【特點】：雙手操作，刺激性強，可捏著不放持續用力，也可一緊一鬆或捻捏、捏拿等一法多用。用力輕為補，用力重為瀉。

四、掐　法

掐法是施術者以拇指爪甲或食指爪甲對準選定穴位的區域進行掐壓的一種治療手法。此手法分為單手掐法和雙手掐法兩種。

㈠ 單手掐法

【方法】：醫者食指、中指、無名指、小指卷屈半握，將患者手指或其他部位放於醫者食指中節的虎口前方，醫者拇指內屈，以拇指爪為力點，向食指中節方向用力掐壓患者少商或其他穴位（圖 1-8）。

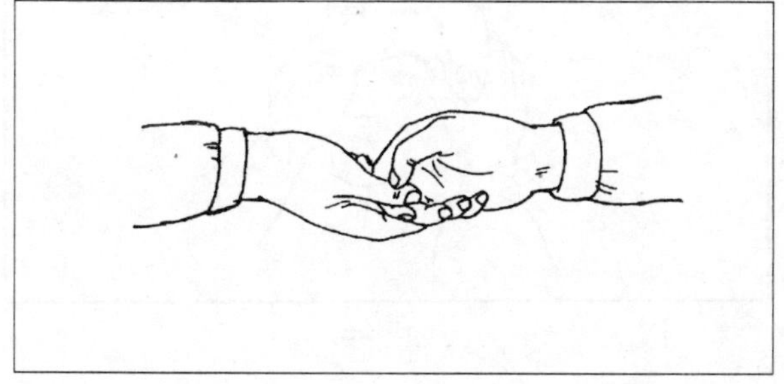

圖 1-8

【要點】：本法與捏法相似，但力點有所不同，掐法力點是拇指爪甲，而不是指腹頂端。拇指與食指中節部要相對用力，用力要由輕至重，持續用力 1～3 分鐘。

【適於】：本法適於頭面、手足、皮肉淺薄處的穴位，如人中、迎香、合谷、少商、湧泉、耳穴等。

【功效】：本法具有醒腦蘇厥、解表退熱、鎮痛消炎、導滯通絡等功用。

【特點】：本法刺激性強，操作簡便，效果顯著，但需修平指甲，取少許脫脂棉墊在拇指甲上，以防掐破患者皮膚。用力輕為補，重為瀉。

㈡ **雙手掐法**

【方法】：醫者拇指屈扣，其餘四指伸張扶持於所掐穴位側旁。拇指與所掐穴位約呈 90°角，以拇指指甲為力點掐按所選定穴位（圖 1-9）。

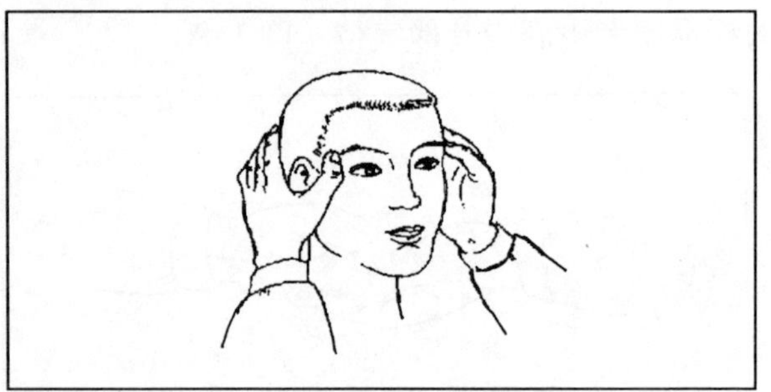

圖 1-9

【要點】：扶持穴旁的四指要固牢，拇指指甲用力掐按，力透穴內。用力應由輕至重，逐漸加力，用力要持續 1～3 分鐘。

【適於】：本法適於頭面、頸部、腹背、四肢部位穴位，如太陽、四白、陽白、天樞、風池、背俞等穴。

【功效】：本法具有瀉實補虛、鎮靜解痙、止痛活血等功效。

【特點】：此法是雙手固定穴位後用力掐穴，較為穩固。兩手同時施術，較為適於對稱的雙穴，用力輕者為補，用力重者為瀉。

五、點　法

點法是以指頂端為力點，離開穴位皮膚一定距離，向穴位快速衝撞的一種方法。點法有單指點法和雙指點法兩種。

㈠ 單指點法

【方法】：中指伸直，食指按於中指背側，拇指指腹抵住中指第三指節處，其餘兩指屈握，形成拇指與食指夾固於中指前後的手式，以中指頂端為力點，從距穴位皮表外一定距離處快速向穴位點擊，點擊後還原，如此有節奏地進行（圖 1-10）。

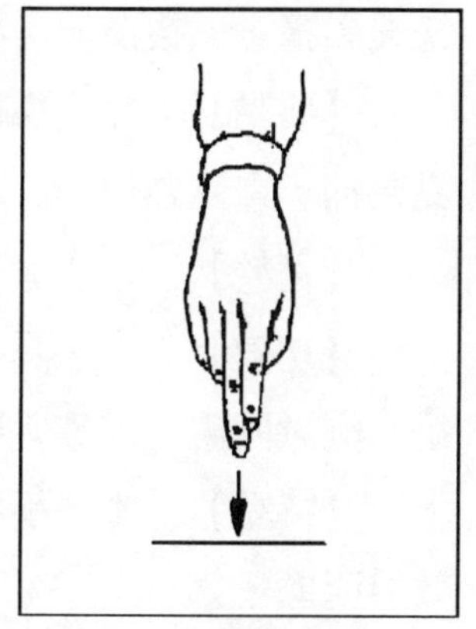

圖 1-10

【要點】：本法以指頂端為力點，點擊快速、準確、有力，並有節奏。點法一般以輕點為補，重點為瀉。

【適於】：本法適用於周身各部穴部。

【功效】：本法具有救醒、提神、止痛、消腫、化瘀、調和氣血、疏通經絡的功效。

【特點】：本法著力面積小，是一種衝撞性手法，刺激性強，效果較為顯著。

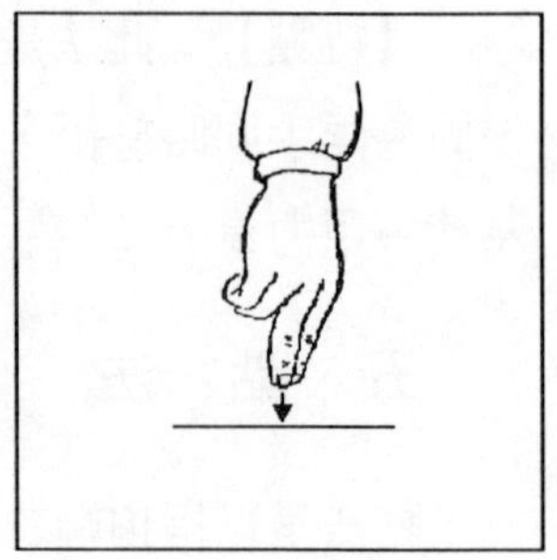

圖 1-11

㈡ **雙指點法**

【方法】：食指與中指緊併伸直，拇指指腹搭在無名指和小指上，形成劍指，以食、中兩指尖為力點，從距選定穴位一定距離處向穴位快速衝撞，然後還原，如此反覆點擊（圖 1-11）。

【要點】：點穴準確，有力，並有節律。一般以輕點為補，重點為瀉。

【適於】：本法適於周身各部穴位。

【功效】：本法具有行氣活血、導滯通絡、泄熱破瘀、醒厥回陽、調整臟腑的功效。

【特點】：本法衝撞快速，力度較大，刺激性強，效果明顯。

六、叩 法

叩法是一種短快叩撞穴位的手法。叩法有單指叩法、梅花指叩法和排指叩法三種。

㈠ **單指叩法**

【方法】：中指半屈狀，其餘各指虛握，拇指按壓在其餘三指上，以中指指腹頂端為力點，腕關節為軸，從距穴位一定距離處叩擊穴位，然後快速還原，如此有節奏地反覆進行（圖1-12）。

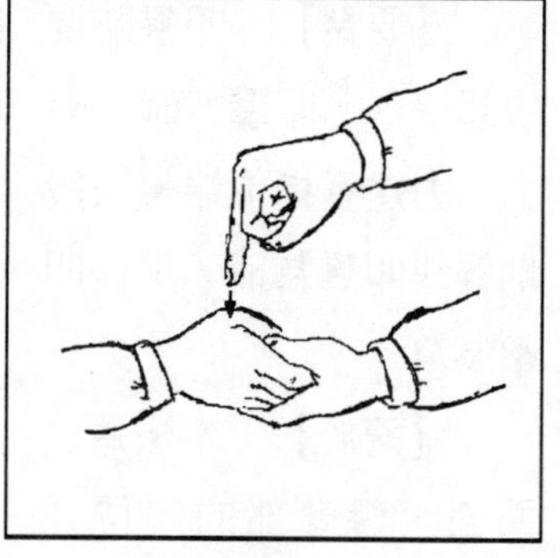
圖 1-12

【要點】：叩擊要快起快落、準確有力、力達指端。叩擊起落時以腕關節為活動軸，有節奏地快起快落地扣擊所選定穴位。一般輕快叩擊為補，重慢叩擊為瀉。

【適於】：本法適於在頭面、四肢部位的穴位上運用。

【功效】：本法具有宣痺活絡、調氣和血、消腫散瘀、發汗解表、祛寒止痛的功效。

【特點】：本法短快而有節律，刺激性較強，功效明顯。

㈡ **梅花指叩法**

【方法】：五指伸直，捏成一撮，掌心虛空，指端齊平，腕關節內屈成梅花指，以五指頂端為力點，腕關節為活動軸，從距選定穴位一定距離處開始，短快地向選定穴位扣擊，然後迅速還原，如此有節奏地反覆進行（圖1-13）。

【要點】：叩擊時要快起快落，叩擊準確、有力，力達五指頂端。一般地輕快叩擊為補，重慢叩擊為瀉。

【適於】：本法適於頭部、軀幹部的穴位運用。

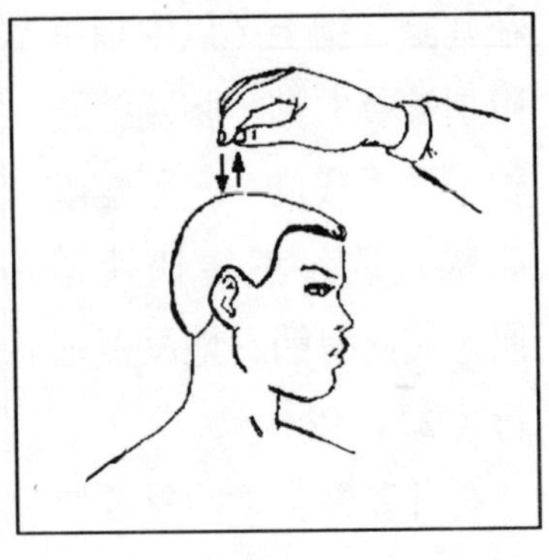
圖 1-13

【功效】：本法具有清熱解表、疏通經絡、行氣活血、化瘀導滯的功效。

【特點】：本法短快而有節律，作用面積大，力度適中，功效明顯。

㈢ 排指叩法

【方法】：食、中、無名、小指併攏，四指端排列平齊，拇指屈曲，手腕部放鬆並作屈伸運動，使四指指端同時叩擊選定的穴位（圖 1-14）。

【要點】：扣擊要快起快落，叩擊準確、有力，力達四指頂端。一般輕快地叩擊為補，慢重叩擊為瀉。

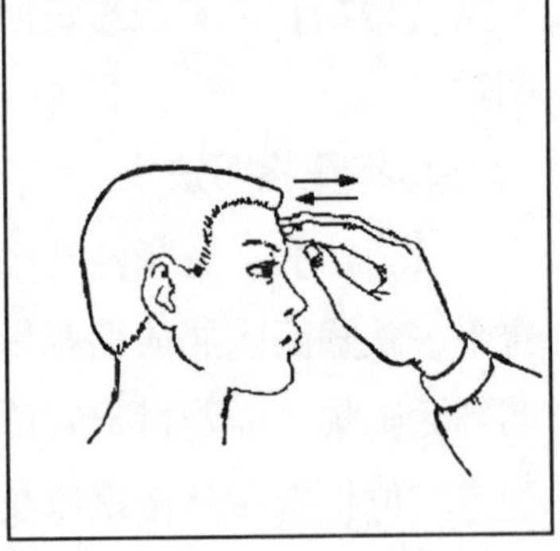
圖 1-14

【適於】：本法作用範圍較大，適用於較平坦處穴位的叩擊，如前額、前胸、背部等部位的穴位。

【功效】：本法具有祛風散寒、行氣疏表、通經活絡、化瘀導滯、調整臟腑等功效。

【特點】：本法短快而有節律，作用面積大，力度較大，功效明顯。

指針手法除以上介紹的幾種基本的單一手法外，還有一些兩種或兩種以上的單一手法組合而成的復合手法。如按顫法、捏捻法、捏掙法、點沖法、掐捻法等等，因篇幅所限，不再一一介紹，您可在臨床應用實踐中，通過不斷總結，而熟練掌握以上指法和創造出更科學的新方法。

第八節　指針功法練習

指針功是通過內功結合外功的練習來增長手指功力的功法。此功法是在傳統氣功的基礎上，根據指針臨床應用的需要，結合內、外功練法特點，吸取靜功、動功、硬功之精華，通過總結編排而成。若能正確的長期練習，不僅能夠強身健體，延年益壽，而且可使內氣外發，收到增大指力的效果。

現將其內功和外功功法分別介紹如下：

一、指針內功練法

指針內功是通過採氣、養氣、練氣、聚氣、導氣、發氣的練習過程，而達到疏通經絡、調和氣血、調養臟腑、平衡陰陽、提高身體素質、培元築基的目的，使內氣外發，收到指針良好治療效果的內練功法。

㈠ **採氣**

【動作】：兩腳橫開一步，與肩同寬，兩腳平行，腳尖稍內扣，兩膝微屈，兩腿自然站立，頭正身直，兩臂自然下垂於兩腿外側，掌指均向下，雙目微閉(圖1-15)。

【要點】：兩腳十趾抓地，足心含空，兩腿自然彎曲，收腹斂臀，含胸拔背，頭項懸頂，沉肩垂臂，下頜微收，舌舐上顎，全身放鬆，思想入靜集中。

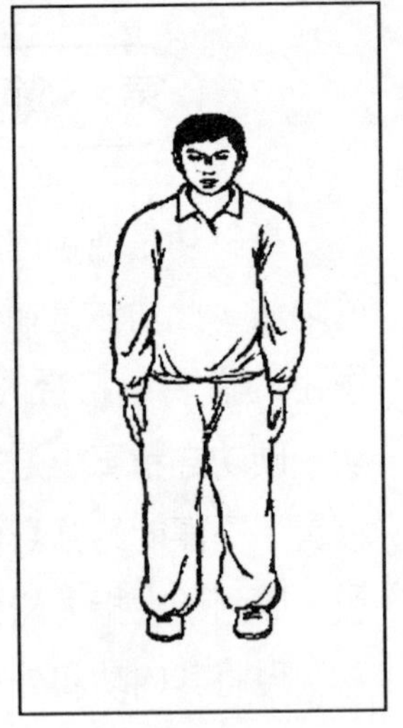

圖 1-15

【呼吸】：鼻吸鼻呼，呼吸細勻緩長。

【意念】：想像自身與大自然融為一起，周身的穴竅、毛孔逐漸地全部打開，並與宇宙間的信息相互接通，自身的濁氣釋放於體外被大自然所吸收，大自然的精華之氣（可以理解為，清新之氣、橘黃色氣體等等）源源不斷地進入體內轉化成能量貯存起來。

【要求】：上法動作、呼吸、意念要密切結合，照上法練習3～5分鐘，然後接做下法的練習。

㈡ 養氣

【動作】：兩腳橫開一步，自然站立，兩手相疊（左手在內，右手在外，掌心均向後）按於小腹丹田處，雙目微閉（圖1-16）。

【要點】：兩腳心含空，兩腿自然彎曲，身體正直，兩手勞宮穴相對，輕貼按在丹田處。口目微閉，舌舐上顎。周身放鬆。思想專一。

【呼吸】：鼻吸鼻呼，呼吸細勻緩長。

【意念】：想像內氣聚於丹田，形成氣團，氣團逐漸凝聚、發熱結成乒乓球大小的發亮發光的金丹，然後配合呼吸，呼氣時想像呼出之氣好似吹在金丹上，使金丹　更加明亮；吸氣時，金丹隨即暗了下去，如吹炭火一般。

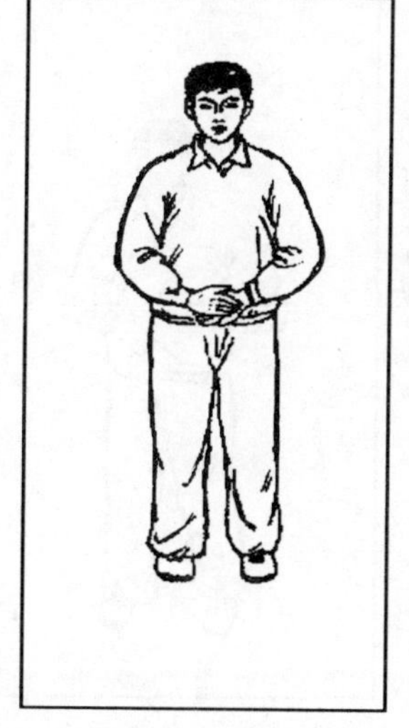
圖1-16

【要求】：上述的「好似吹在金丹上」而是氣從體外好似吹在金丹上，而不是由經脈而行。

同時要注意做到動作、呼吸、意念要密切結合。此法要求一呼一吸做36～72次。

㈡ 練氣

1. 懷中抱月

【動作】：身體開步直立，兩手環抱於胸前，兩手似抱籃球狀，兩手十指相對相距10公分左右，兩掌掌心均向後，雙目微閉（圖1-17）。接著，兩掌輕輕地緩緩地向外拉開，仍成環抱狀，兩手仍十指相對，兩掌相距50公分左右，雙目仍微閉（圖1-18）。然後，兩掌再輕輕地緩緩地向裡合按，還原成開始動作。

【要點】：思想集中，全身放鬆，兩手的開合要輕緩，不可僵硬用力。身體正直，頭項頂懸，沉肩墜肘，

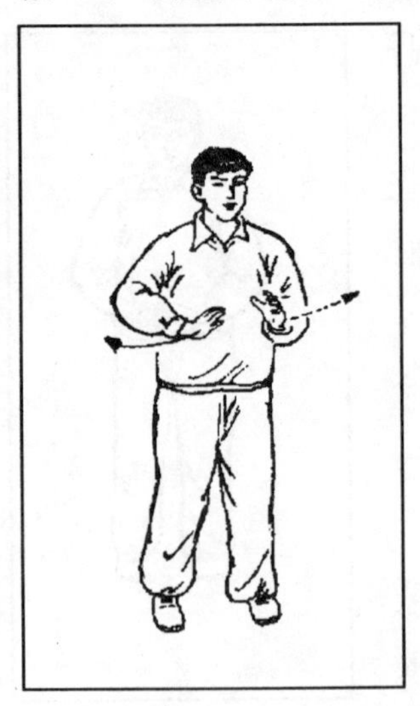

圖1-17

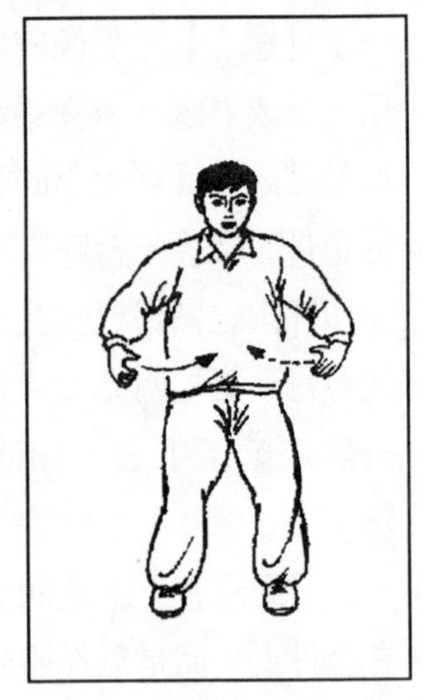

圖1-18

鬆腕舒指，舌舐上顎。

【呼吸】：以鼻呼吸，呼吸細勻，緩長，隨動而行。

【意念】：拉掌時，吸氣，想像兩掌間有一種相互吸引之力，使兩掌外拉受阻；合掌時，呼氣，想像兩掌間有一種相互排斥之力，使兩掌裡合受阻。

【要求】：動作、呼吸、意念要一致，兩掌間的吸引和排斥力須認真體察才有感覺。這種感覺稱為得氣感。此法要求吸拉、呼合，一呼一吸反覆練習36～72次。

2. 撥雲挑霧

【動作】：身體開步直立，兩手自然下垂於體側後，裡旋向前上稍抬，兩掌手心均向下，掌指均向前下，雙目微閉（圖1-19）。不停，兩掌直臂輕緩地向上抬舉於與肩平，成兩掌掌心均向下，掌指均向前，雙目仍微閉（圖1-20）。然後兩手再輕緩地向下按落還原成開始動作。

【要點】：身體正直，周身放鬆，思想集中，兩掌同時動作，前平舉要鬆柔，和緩，按落時徐徐下放，不可用力，也不可任其自然下落，要有下按的意識。

【呼吸】：以鼻呼吸，呼吸均勻、柔緩、細長、隨動作（即前平舉和按落）而行。

【意念】：前平舉時，吸氣，意想地下之氣形成兩

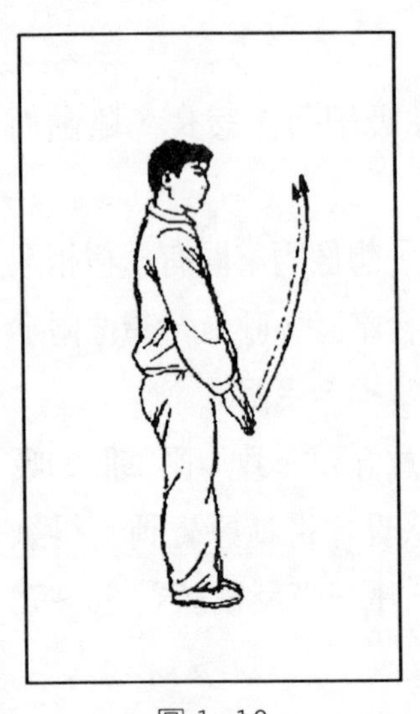

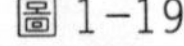

圖 1-19

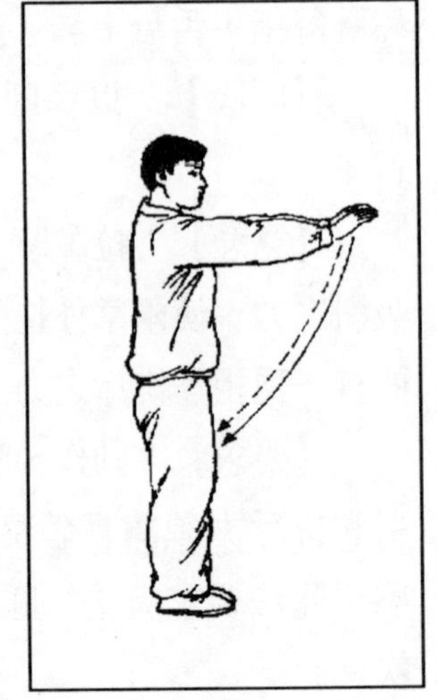

圖 1-20

道氣柱，被兩手吸住從無限深處，提拉出地面；按落時，呼氣，意想天地間自然之氣，形成兩道氣柱，被兩掌向下按入地下無限深處。

【要求】：上法要動作、呼吸、意念高度密切結合一致。要求前平舉時吸氣，按落時呼氣，如此一呼一吸反覆練習 36～72 次。

3. 推窗望月

【動作】：身體自然開步直立，兩掌屈於胸前，兩掌掌心均向前，掌指均向上，雙目微閉（圖 1-21）。接著，兩掌輕緩地徐徐向前直臂平肩立掌推出，兩掌掌心仍均向前，掌指均向上，雙目仍微閉（圖 1-22）。然後，兩掌輕緩地徐徐地屈臂收回還原成開始動作。

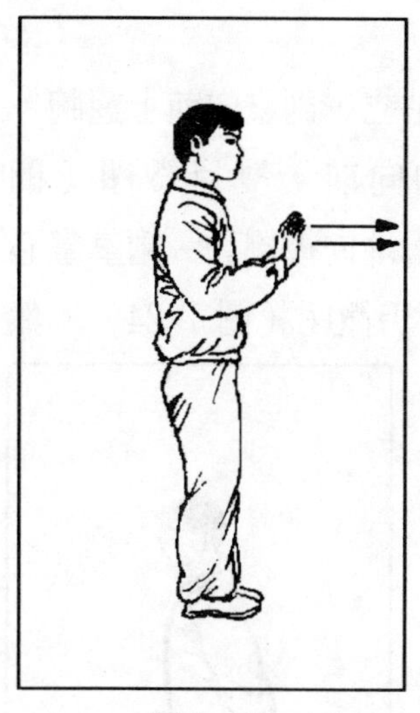

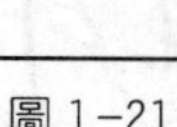
圖 1-21

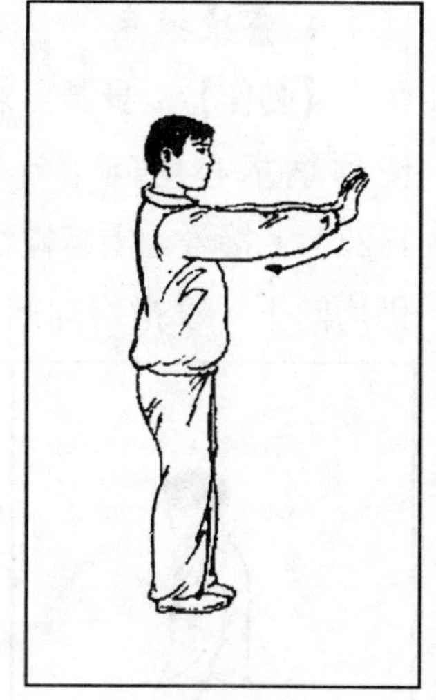

圖 1-22

【要點】：身體正直，全身放鬆，思想集中，兩掌同時動作，前推時要輕柔、緩和，不可用力；兩掌收回時，沉肩墜肘，輕柔、緩和地回收。

【呼吸】：以鼻呼吸，呼吸均勻、細長、緩和，隨動（即推掌、收掌）而行。

【意念】：推掌，呼氣，意念想像面前好似有座大山，隨推掌動作，大山被推動前移向天邊；收掌，吸氣，意念想像大山被兩掌吸住，隨著收掌大山被從天邊拉回到面前。

【要求】：意、氣、勢高度一致，密切配合，推掌時呼氣，收掌時吸氣，如此一呼一吸地反覆練習 36～72 次。

4. 靈猿摸魚

【動作】：身體自然開步站立，兩掌向前上翹腕，使兩掌掌心均向下，掌指均向前，雙目微閉（圖1-23）。接著，兩掌輕輕地緩慢地向後擺動，兩掌掌心仍均向下，掌指均向前，雙目仍微閉（圖1-24）。然後，兩掌再輕輕地緩慢向前擺動還原成開始動作。

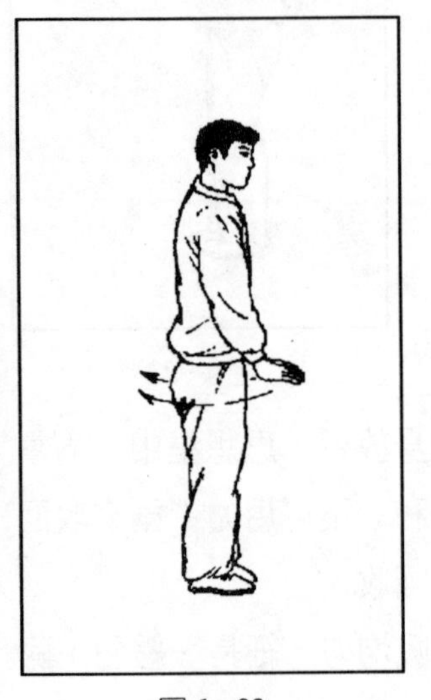
圖1-23

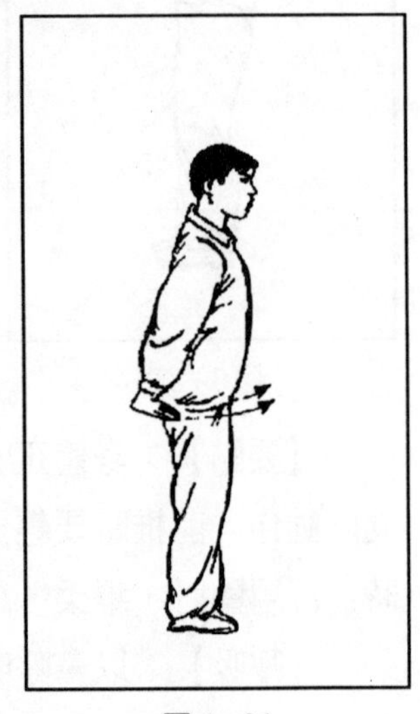
圖1-24

【要點】：身體正直，全身放鬆，思想集中，兩掌前後擺動要緩慢，幅度不宜太大。

【呼吸】：以鼻呼吸，呼吸要細勻、緩長、柔和，隨動作（即手的前、後擺動）而行。

【意念】：兩掌後擺，吸氣，意想兩掌發出兩股氣柱，射向地下無限深處，隨兩掌的後擺氣柱將地割開兩道無限深的深溝；兩掌前擺，呼氣，意想氣柱將地割開兩道無限深的深溝。

【要求】：意、氣、勢要高度一致，吸氣後擺掌，呼氣前擺掌，如此一吸一呼反覆練習36～72次。

5. 轉小周天

【動作】：身體自然開步站立，兩掌屈肘於胸前，兩掌相對合十，掌指均向上，雙目微閉（圖1-25）。

【要點】：身體正直，全身放鬆，思想集中，兩掌合十，掌心空含，舌舐上顎，下頷微收，沉肩墜肘。

【呼吸】：以鼻呼吸，呼吸要細長、均勻、和緩。

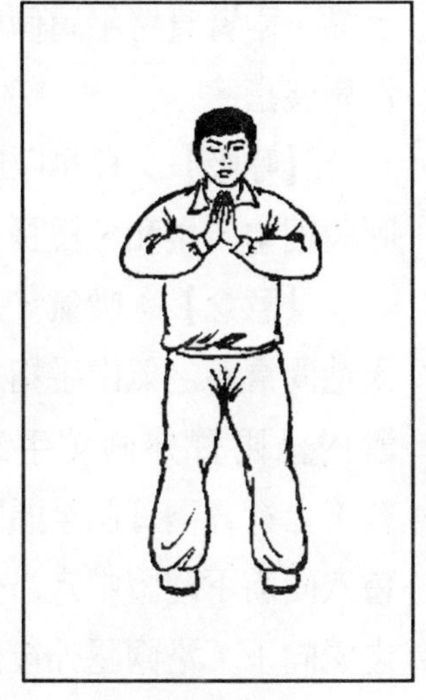

圖1-25

【意念】：吸氣時，想像丹田之氣逐漸充盈，並向前下，過會陰向上沿督脈上行至百會穴；呼氣時，想像內氣由百會穴向前下過膻中穴沿任脈沉入丹田。

【要求】：呼吸、意念要一致，吸氣氣走督脈，呼氣氣走任脈，如此一吸一呼轉一小周天。每次練習轉36～72週。

6. 轉大周天

【動作】：身體自然開步站立，兩臂側平舉，掌心均向下，掌指均向外，雙目微閉（圖 1-26）。

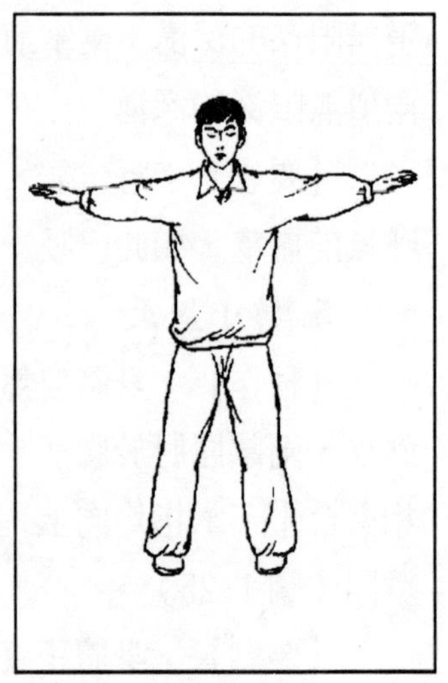

圖 1-26

【要點】：身體正直，全身放鬆，思想集中，舌舐上顎，兩臂直臂平肩側舉，沉肩展指。

【呼吸】：以鼻呼吸，呼吸細勻、柔和、緩長。

【意念】：吸氣，意想天地間清新之氣由手指進入體內沿兩臂外側（手三陽經）上行經兩耳側至頭頂百會穴；呼氣，意想內氣由百會穴向前下經膻中穴沿任脈至丹田；再吸氣，意想丹田之氣向下，沿兩腿外後側（足三陽經）下行至兩足湧泉穴，再呼氣，內氣由兩足湧泉穴向上沿兩腿內前側（足三陰經）上行至會陰穴；再吸氣，內氣由會陰穴向後上沿督脈過百會穴向前下至膻中穴；再呼氣，內氣由膻中穴分兩股過兩腋下，沿兩臂內側（手三陰經）行至兩手十指，由兩手十指射向天邊無限遠處。

【要求】：呼吸、意念高度一致，如此三個呼吸，使內氣沿手三陽經、足三陽經、足三陰經、手三陰經、任督兩脈共十四經脈運轉一大周天。每次練習，轉 36～72 週。

㈣ 聚氣

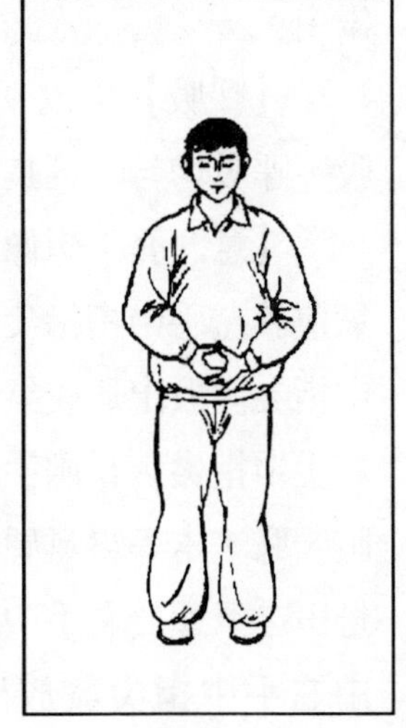
圖 1-27

【動作】：身體自然開步站立，兩手屈臂於小腹前，兩掌四指部分相疊，左手在下，右手在上，掌心均向上，兩拇指相抵，使兩虎口形成一橢圓狀，雙目微閉（圖 1-27）。

【要點】：身體正直，全身放鬆，舌舐上顎，精神集中，兩手相疊，掐抉，置於小腹丹田處，沉肩墜肘，拇指輕抵。

【呼吸】：以鼻呼吸，呼吸細勻、柔和、緩長。

【意念】：周身之內氣集聚於丹田，丹田漸漸發脹、發熱，氣感不斷強烈。

【要求】：照上所述，練習 3～5 分鐘。

㈤ 導氣

1. 兩點導氣

【動作】：身體自然開步站立，左手提起與肩同高，屈腕，中指自然伸直，餘指屈曲。拇指指腹壓在食指、無名指指甲上，手心含空，右手屈於右腹側，屈腕。中指自然伸直成與左手相同的手型，兩手中指指尖相對，在一條直線上，相距 50 公分左右（圖 1-28）。

【要點】：身體直立，全身放鬆，舌舐上顎，思想集中。

【呼吸】：以鼻自然呼吸，呼吸均勻、細長。

【意念】：想像將丹田之氣運於左手中指指尖，由左手中指尖發放出形成氣柱，射向右手中指尖，當兩手均有熱或脹、麻、木等得氣感後；再將丹田之氣運於右手中指指尖，由右手中指尖發放出形成氣柱，射向左手中指指尖，有明顯的得氣感後，再換勢以右手在上，左手在下練習。

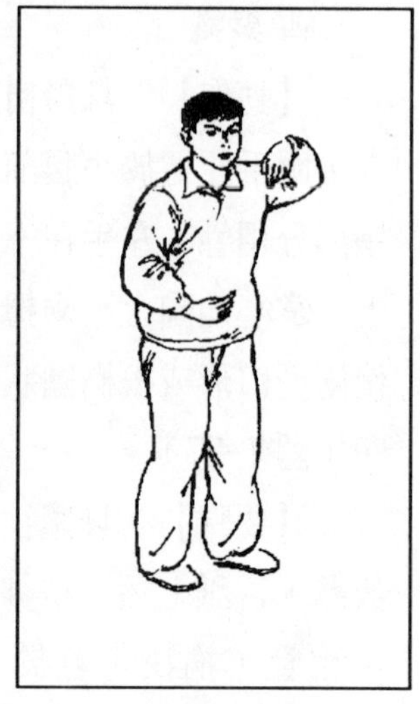

圖 1-28

【要求】：照上所述，每次練習 3～5 分鐘。

2. 三點導氣

【動作】：點燃一炷衛生香，放於桌上。身體自然開步站立，右手掌自然張開，放在香頭前，對準內勞宮穴，左手成劍指，指尖對準香頭，內勞宮穴、香頭、指尖三點在一條直線上（圖 1-29）。

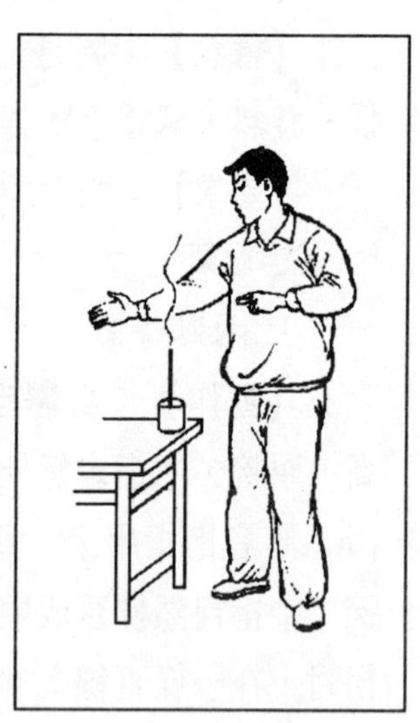

圖 1-29

【要點】：身體直立，全身放鬆，舌舐上顎，思想集中。

【呼吸】：以鼻呼吸，呼吸細勻、緩長、自然。

【意念】：想像將氣運行至左手劍指指尖，由指尖射出形成氣柱打向香頭、右手勞宮穴，香頭之煙隨意念而動，右手勞宮穴有熱或脹、麻、木等得氣感。然後，再換熱以右劍指、左手掌練習。

【要求】：照上所述，每次練習 3～5 分鐘。

㈥ 發氣

1. 靜止發氣

【動作】：左腿屈膝半蹲，右腳前上半步，腳前掌虛點地，而成為虛步，上體正直，左掌屈臂於右腋前，掌心向前，掌指向上，右手成劍指直臂平肩向前伸出，拳心向左，劍指向前，雙目注視劍指前方（圖 1-30）。

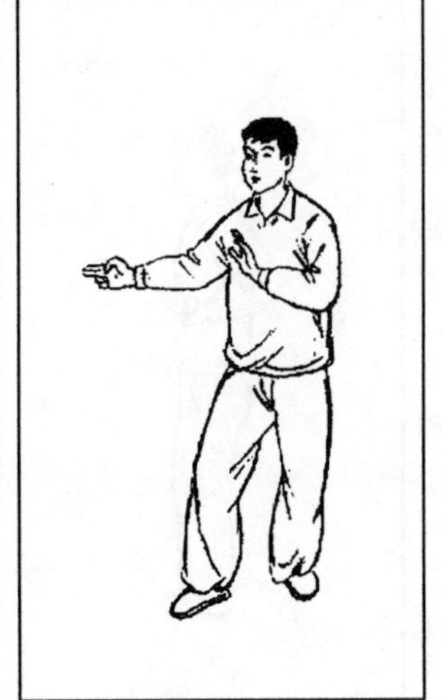

圖 1-30

【要點】：左腳實，右腳虛，虛實要分明，收腹斂臀，含胸拔背，頭項上領，沉肩墜肘，下頜微收，舌舐上顎，全身放鬆，思想集中。

【呼吸】：以鼻呼吸，呼吸自然、細勻、緩長。

【意念】：呼氣時，想像手臂部有藍色或黃色氣流由食、中兩指指尖向前射至無限遠方；吸氣時，想像清新之氣吸入丹田之中。

【要求】：呼吸、意念、姿勢要高度協調一致，要做到意到氣到，每次做36～72個呼吸。

2. 運動發氣

【動作】：開步站立，兩手成拳收抱於腰側，目視前方（圖 1-31）。接著，上體右轉同時左手成劍指快速向前直臂插擊，拳心向右，劍指指尖向前，目視劍指前方（圖 1-32）。不停，左劍指成拳屈肘收於左腰側，同時上體隨之左轉，右拳成劍指快速向前直臂插擊，拳心向左，劍指指尖向前，目視劍指前方（圖

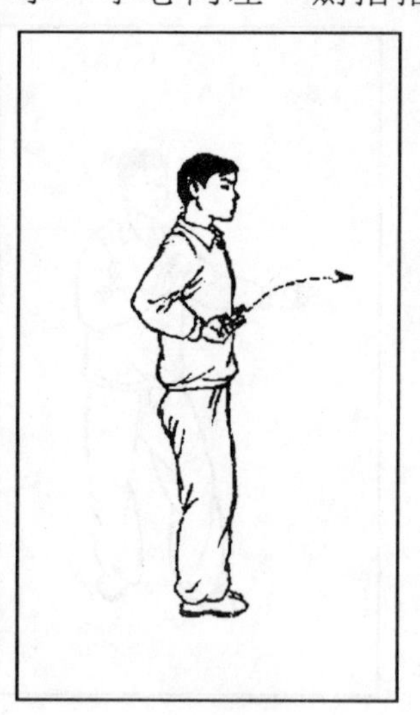
圖 1-31

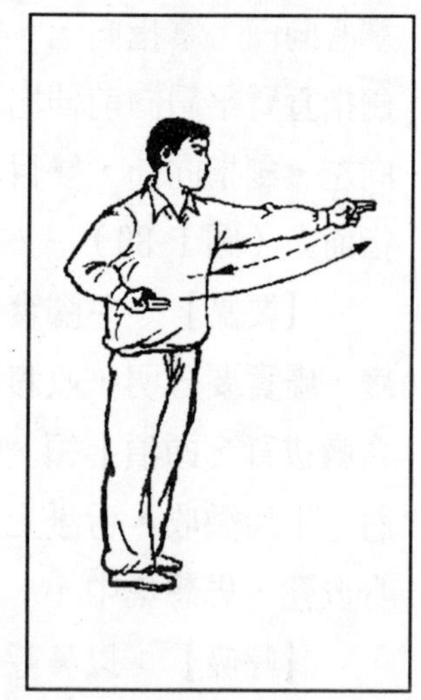
圖 1-32

1-33）。

【要點】：收拳、轉身、插指動作要協調一致，插指要快速、有力。

【呼吸】：以鼻呼吸，插指時以鼻短快地噴氣；換勢時（即：劍指插出，未收之前的略停頓之時）吸氣。

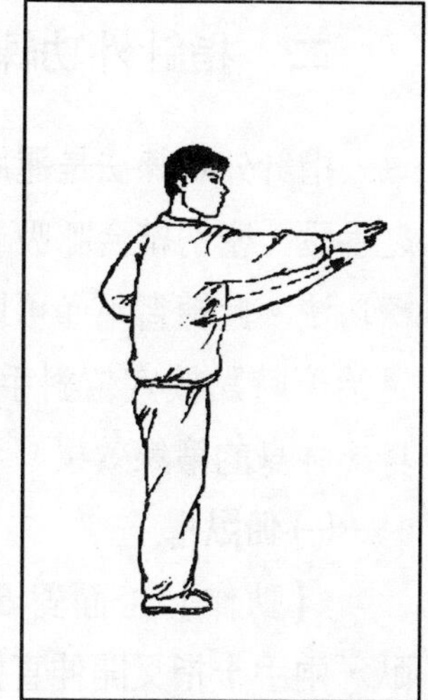

圖 1-33

【意念】：插指時，想像有一股藍色或黃色的光束疾速地從兩指尖端爆發出射向無限遠方；換勢時，想像有股清新之氣吸入丹田。

【要求】：動作、呼吸、意念要高度一致，噴氣，插擊；吸氣，換勢，如此反覆練習 36～72 個呼吸。

註：指針內功可從頭至尾整套練習，一般每日練習一次。如若受時間等條件的限制，選練其中一法或幾法也能收到一定的練功效果。但是練功時，要在空氣新鮮、舒適安靜、自然光充足的環境下進行。練功期間要節制性生活，著衣要寬鬆，避開風口，注意飲食的調配，適當增加營養。

二、指針外功練法

指針外功練法是運用俯臥撐、按彈簧板和擊打沙袋之手段，密切結合呼吸、意念而進行專練手指的一種外練功法。此練習不僅可以增強手指的硬度、力度，以滿足治療時點按穴位對手指功夫的需要，而且可收到健身、強身的鍛鍊效果。

㈠ 俯臥撐

【動作】：面對 50 公分高的物體，身體前下俯臥，兩手十指叉開伸直撐按於高物的上面，兩臂屈肘，使胸部接近高物上面，兩腳前掌著地，身體挺直（圖 1-34）。接著，十指用力推高物上面，兩臂上撐伸直，推動身體，使胸部遠離高物（圖 1-35）。然後，兩臂

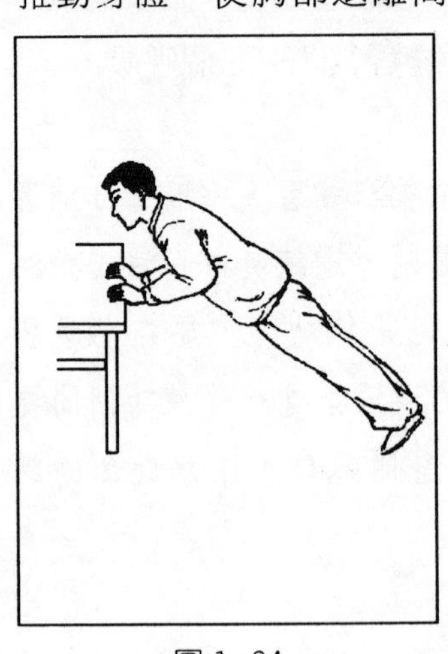

圖 1-34

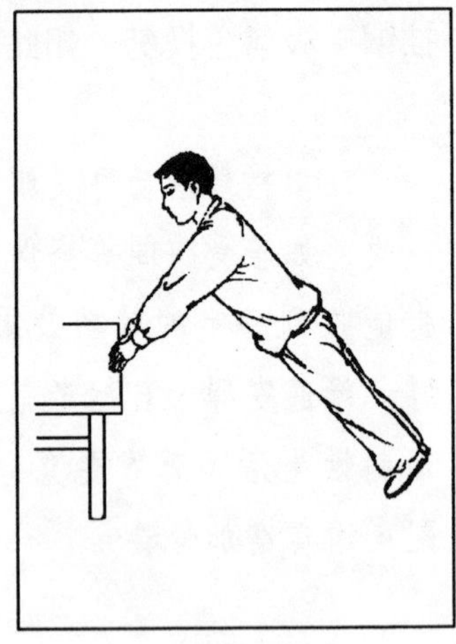

圖 1-35

屈肘，使身體前俯下移，胸部接近高物還原成開始動作。

【要點】：以十指指腹尖撐按於物體上，十指要叉開伸直，不可彎曲或用手掌撐按，屈伸運動要緩慢，幅度要大，屈兩臂要屈盡，伸兩臂要撐直。做屈伸運動時，不可弓腰或塌腰，身體要挺直。

【呼吸】：以鼻呼吸，呼吸要隨動作（即：伸屈）而施行，呼吸要細、勻、長。

【意念】：呼氣，兩臂撐直，意想丹田內氣沿任脈行經膻中穴分兩股，過兩腋下沿兩臂內側注入十指指尖；吸氣，兩臂屈曲，意想氣由兩臂側經百會過膻中沿任脈返回丹田。

【要求】：動作、呼吸、意念要協調一致，屈吸，伸呼，如此反覆練習10～72次。

㈡ 按彈簧板

【動作】：取一個彈簧，將彈簧一端固定在牆面上，另一端固定一塊小木板，彈簧板即做成。練習時，面對彈簧板，略小於一臂長的距離，左腿在前，屈膝半蹲，右腿在後，挺膝蹬直成為弓步，右手拇指指腹頂按在彈簧板上（圖 1-36）。接著，右手拇指用力向前推按，迫使彈簧收縮（圖 1-37）。然後，隨彈簧的外張撐力，右手控制著慢慢收鬆還原。如此反覆練習一定次數後，再換勢換手如法練習。

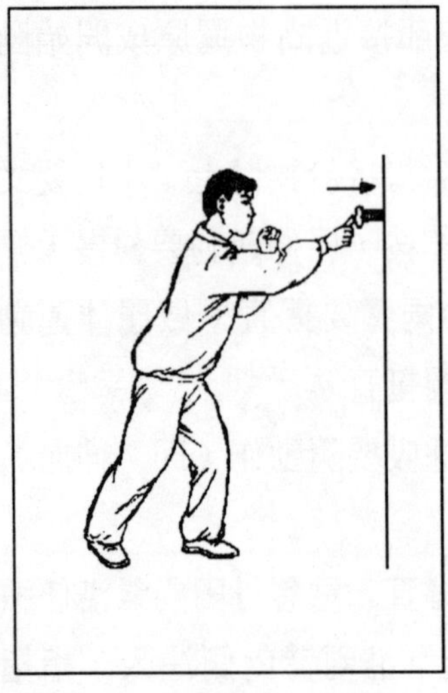
圖 1-36

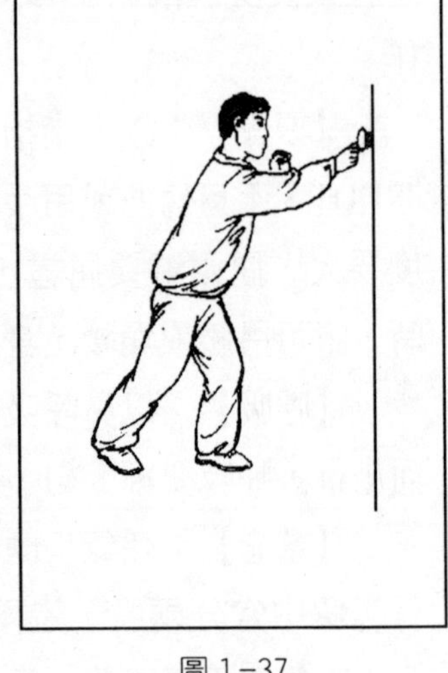
圖 1-37

【要點】：用力推按彈簧，力要緩慢。還原時不可猛鬆，要按住彈簧逐漸減力，使彈簧慢慢外張撐回。

【呼吸】：以鼻呼吸，呼吸細、勻、緩、長。推按彈簧時呼氣；還原回收時吸氣。

【意念】：推按時呼氣，意想丹田內氣沿任脈行經膻中過腋下沿臂內側注入大拇指；回收時吸氣，意想氣沿臂外側，經百會向前下過膻中沿任脈返回丹田。

【要求】：動作、呼吸、意念要協調一致。呼按，吸收，如此反覆練習 36～72 次。

㈢ 梅花指擊打沙袋

【動作】：將方沙袋置於沙袋支架上，面對沙袋，距離適宜，馬步站立，兩拳抱於腰側，目視沙袋。接

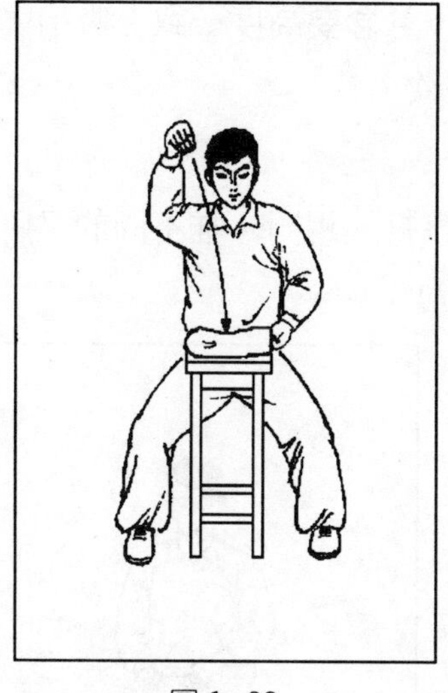

圖 1-38

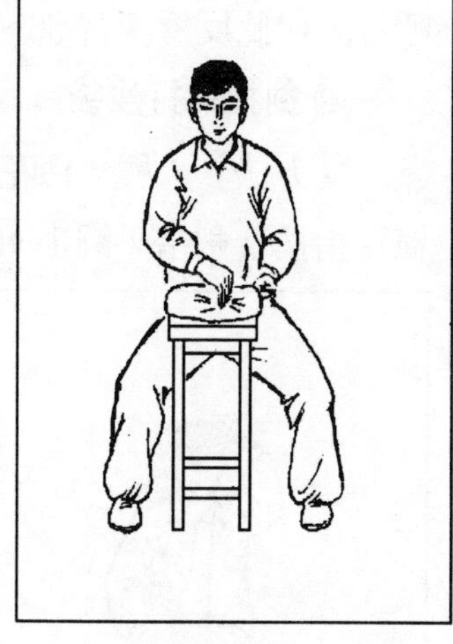

圖 1-39

著，右拳成梅花指，屈臂上抬舉於右耳上側，指尖向下（圖 1-38）。不停，右手以五指指尖為力點，像鳥啄物一般下擊沙袋（圖 1-39）。然後再抬舉還原，反覆練習到一定次數後，換手練習。

【要點】：抬舉手時手、臂放鬆，向下擊打時快速、有力，當五指觸及沙袋時，五指突然用力挺直。點擊要脆快。

【呼吸】：以鼻呼吸，鼻吸鼻噴，吸氣細勻、緩長，噴氣短快。抬舉手時吸氣；擊打時噴氣。

【意念】：抬舉手，吸氣，意想氣由內手臂外側經百會過膻中沿任脈，沉入丹田；擊打，噴氣，意想丹田內氣沿任脈上行經膻中過腋下沿臂內側至五指指尖。

【要求】：動作、呼吸、意念要高度一致。吸抬，呼打，如此反覆練習 36～72 次。

㈣ 劍指擊打沙袋

【方法】：與「梅花指擊打」相同，唯不同的是將梅花指換為劍指（圖 1-40、41）。

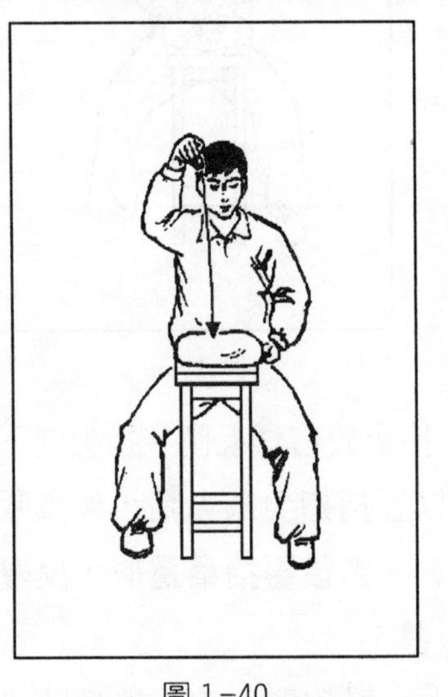

圖 1-40

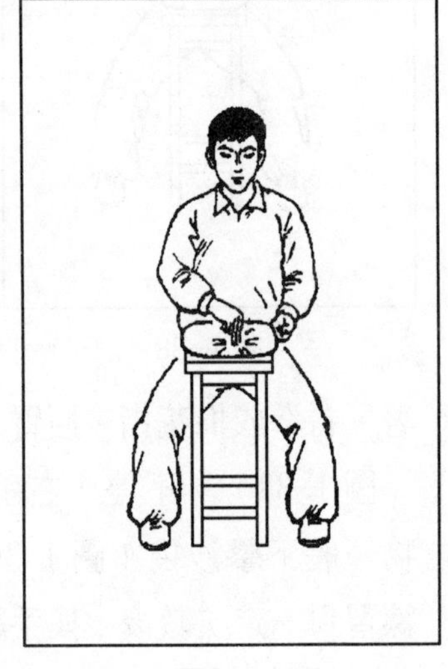

圖 1-41

㈤ 中指擊打沙袋

【方法】：與「梅花指擊打」相同，唯不同的是將梅花指換為中指（圖 1-42、43）。

註：指針外功練習要在指針內功的基礎上進行。外練時要注意引導，依意到氣到、氣到勁到、勁到勢到的原則進行練習。帶病時應禁練外功。

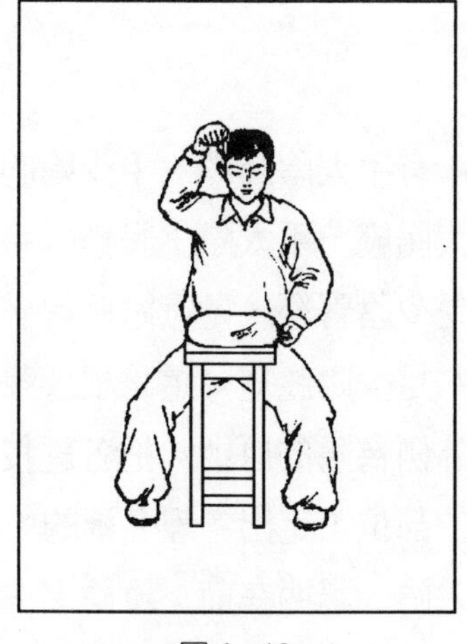

圖 1-42

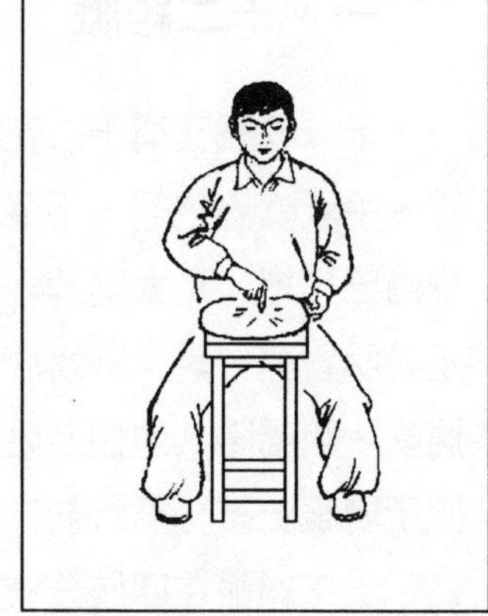

圖 1-43

第九節　常用經絡穴位

經絡也叫經脈，是人體運行氣血、聯絡臟腑、溝通內外、貫穿上下的通路，其中縱行的主幹為經，橫行的支絡為絡。經脈主要有十二條：分為手三陰經、手三陽經、足三陰經、足三陽經，再加上奇經八脈中的任脈和督脈經共計十四條，習稱為十四經。

穴位又叫穴道或腧穴，是臟腑經絡之氣輸注交會通達於體表的部位，也是指針施術的地方。

穴位包括十四經穴、經外奇穴和阿是穴三種，凡屬於十四經脈上原有的穴，習稱為十四經穴。不屬於上述十四穴範圍內，而先後陸續發現有奇效的穴，叫經外奇穴。無定位的壓痛點或敏感點稱為阿是穴。

一、十二經脈

十二經脈又稱十二正經。有手太陰肺經、手少陰心經、手厥陰心包經、手陽明大腸經、手太陽小腸經、手少陽三焦經、足太陰脾經、足少陰腎經、足厥陰肝經、足陽明胃經、足太陽膀胱經、足少陽膽經，這是根據臟屬陰、腑屬陽、內側為陰、外側為陽的原則，把各經按照所屬臟腑結合循行於四肢的部位，定出各經名稱的。

十二經脈在四肢分布是太陰、陽明在前；厥陰、少陽在中間；少陰、太陽在後。在軀幹部，手足三陽經分布在頭面、軀幹的前後側；手足三陰經分布在胸腹部。

十二經脈在體內各屬，絡於一定的臟腑，陽經屬腑而絡臟；陰經屬臟而絡腑，組成表（陽）裡（陰）相結合的關係。各經之間又相互銜接，成為全面運行的主要通路。十二經脈對稱地分布於人體的兩側，沿著一定的方向循行。其總的循行交接規律是：

手三陰，從胸走手，交手三陽。

手三陽，從手到頭，交足三陽。

足三陽，從頭走足，交足三陰。

足三陰，從足走胸，交手三陰。

這樣構成一個「陰陽相貫，如環無端」的循行經路。

十二經脈是氣血流注的通路。經脈中的氣血運行是照應時辰一經接一經，手足陰陽經互相銜接、循環相貫的。循行開始於手太陰肺經，依次傳至足厥陰肝經，再傳至手太陰肺經，首尾相貫、環流不至。

二、督脈與任脈

督脈行於背正中，能總督一身之陽經。其循行部位：起於胞中，下出會陰，後行於腰背正中，經項部，進入腦內，沿頭部中線經頭頂、額部、鼻部、上唇，到上唇系帶處，並有支脈絡腎、貫心。

任脈行於胸部的正中，能總任一身之陰經。其循行部位：起於胞中，下出會陰，經陰阜，沿腹部正中線上行，通過胸部、頸部到達下唇內，環繞口唇，上至齦交，分行於兩目下。

三、常用穴位

取穴正確與否直接影響治療效果。在臨床上除了運用人體體表標誌、骨度分寸、指寸法取穴外，往往還可以根據特殊體表和肢體活動時所出現肌肉皺紋、筋腱關節凹陷等標誌取穴，這就要求我們除了熟悉一些顯露的體表標誌外，還要對骨性、肌肉、筋腱標誌進行觀察、揣摩，以掌握骨骼、關節、肌肉、筋腱的隆突凹陷等特點。

選穴和配穴可依據腧穴的主治和所屬經絡而採用鄰

近、遠端、前後、上下、左右等方法。

常用穴位見下表：

經絡	穴　名	位　　置	主　治	常用手法
手太陰肺經	中　府	前正中線旁開6寸，平第一肋間隙處	咳嗽、胸悶、肩背痛	按、點、叩、揉按
	尺　澤	肘橫紋中，肱二頭肌腱橈側	肘臂攣痛、胸脇脹滿、咳喘	按、掐、點
	列　缺	橈骨莖突上方，腕橫紋上1.5寸	咳喘、氣急、頭項強痛、牙痛	掐、按、點
	少　商	拇指橈側指甲角旁約0.1寸	中風昏撲、手指攣痛、驚風	掐、捏
手陽明大腸經	合　谷	手背第一二掌骨之間，約平第二掌骨中點處	頭痛、牙痛、發熱、口眼歪斜、臂痛	掐、按
	曲　池	屈肘，當肘橫紋外端凹陷中	發熱、高血壓、手臂腫痛、上肢癱瘓	掐、按、點
	肩　髃	肩峰前下方，舉臂時呈凹陷處	肩膀痛、肩關節障礙、偏癱	按、點、叩
	迎　香	鼻翼旁0.5寸，鼻唇溝中	鼻炎、鼻塞、口眼歪斜	揉按、捏
足陽明胃經	四　白	目正視，瞳孔直下、當眶下孔凹陷中	口眼歪斜、目赤痛癢	揉按、按
	地　倉	口角旁0.4寸	流涎、口眼歪斜	揉按、按
	頰　車	下頜角前上方一橫指凹陷中	口眼歪斜、牙痛、頰腫	按、揉按、掐
	下　關	顴弓與下頜切跡之間的凹陷中	面癱、牙痛	按、揉按、掐
	天　樞	臍旁2寸	腹瀉、便秘、腹痛、月經不調	按、揉按、叩
	足三里	犢鼻穴下3寸，脛骨前　外一橫指處	腹痛、腹瀉、便秘、下肢麻木	按、點、叩

經絡	穴　名	位　　　　置	主　　治	常用手法
足陽明胃經	上巨虛	足三里穴下 3 寸	夾臍痛、腹瀉、下肢癱瘓	按、點、叩
	下巨虛	上巨虛穴下 3 寸	小腹痛、腰脊痛、乳痛、下肢痿痺	按、點、叩
足太陰脾經	三陰交	內踝上 3 寸，脛骨內側面的中央	失眠、遺尿、小便不利、婦女病	按、點、叩、掐
	陰陵泉	脛骨內側髁下緣凹陷中	膝關節酸痛、小便不利	點、叩、按
	血　海	髕骨內上方 2 寸	月經不調、膝痛	點、叩、按
手少陰心經	少　海	屈肘，當肘横紋尺側端凹陷中	肘關節痛、手顫肘攣	捏、掐、按
	通　里	神門穴上 1 寸	心悸、頭暈、咽痛、舌強	掐、按、捏
	陰　郄	神門穴上 0.5 寸	心痛、驚悸、吐血衄血	掐、按、捏
	神　門	腕横紋尺側端，尺側腕屈肌腱的橈側凹陷中	驚悸、怔忡、失眠、健忘	掐、捏、按
手太陽小腸經	少　澤	小指尺側指甲角旁約 0.1 寸	發熱、中風昏迷、乳少、咽痛	掐、捏
	後　谿	等五掌指關節後尺側，横紋頭赤白肉際處	頭項強痛、耳聾、咽痛、齒痛	捏、掐、按
	天　宗	肩胛骨網下窩的中央	肩背酸痛、肩關節不靈、項強	按、點、叩
	聽　宮	張口呈凹陷處	耳鳴、耳聾、齒痛、精神病	按、點、揉按
足太陽膀胱經	睛　明	目內眦旁 0.1 寸	眼病	揉按、捏
	天　柱	啞門旁開 1.3 寸，當斜方肌外緣凹陷中	頭痛、項強、鼻塞、肩背痛	按、叩、點、捏
	肺　俞	第三胸椎棘突下，旁開 1.5 寸	咳嗽、氣喘、胸悶、背肌勞損	按、叩、點、捏

經絡	穴　名	位　　　　置	主　　治	常用手法
足太陽膀胱經	心　俞	第五胸椎棘突下，旁開1.5寸	失眠、心悸	按、點、叩、捏
	膈　俞	第七胸椎棘突下，旁開1.5寸	嘔吐、噎嗝氣喘、咳嗽	按、點、叩、捏
	肝　俞	第九胸椎棘突下，旁開1.5寸	脇肋痛、肝炎、目疾	按、點、叩、捏
	膽　俞	第十胸椎棘突下，旁開1.5寸	脇肋痛、口苦、黃疸	捏、點、叩、按
	脾　俞	第十一胸椎棘突下，旁開1.5寸	胃脘脹痛、消化不良	捏、點、按、叩
	胃　俞	第十二胸椎棘突下，旁開1.5寸	胃病、小兒吐乳、消化不良	捏、點、按、叩
	腎　俞	第二腰椎棘突下，旁開1.5寸	腎虛、腰痛、遺精、月經不調	捏、點、叩、按
	大腸俞	第四腰椎棘突下，旁開1.5寸	腰腿痛、腰肌勞損、腸炎	捏、叩、點、按
	膀胱俞	第二骶椎棘突下，旁開1.5寸	尿瀦留、尿頻、遺尿、便秘	捏、叩、點、按
	次　髎	第二骶後孔中	腰腿痛、泌尿生殖系統疾病	叩、點、按
	殷　門	臀溝中央下6寸	坐骨神經痛、下肢癱瘓	叩、點、按
	委　中	膕窩橫紋中央	腰痛、膝關節不利、半身不遂	按、叩、點
	承　山	腓腸肌兩肌腹之間凹陷的頂端	腿腰痛、腓腸肌痙攣	叩、點
	崑　崙	外踝與跟腱之間凹陷中	頭痛、項強、腰痛、踝傷	按、掐、捏
	至　陰	足小趾外側趾甲角旁0.1寸	頭痛、目痛、鼻塞、難產	捏、掐

經絡	穴名	位置	主治	常用手法
足少陰腎經	湧泉	足底中、足趾跖屈時呈凹陷處	偏頭痛、高血壓、小兒發熱	掐、按
	太谿	內踝與跟腱之間凹陷中	喉痛、齒痛、遺精、陽痿、月經不順	捏、掐、按
	照海	內踝下緣凹陷中	月經不調	按、捏、掐
	築賓	太谿直上5寸	疝痛、足脛痛	按、點、叩
手厥陰心包經	曲澤	肘橫紋中，肱二頭肌	上肢酸痛、顫抖	按、掐、點
	內關	腕橫紋上2寸，掌長肌腱與橈側腕屈肌腱	胃痛、嘔吐、心悸、精神失常	按、掐、捏、點
	勞宮	手掌心橫紋中，第二三掌骨之間	心悸、顫抖	按、掐、捏、揉按
手少陽三焦經	外關	腕背橫紋上2寸，橈骨與尺骨之間	頭痛、肘臂手指痛、屈伸不利	按、捏、掐
	肩髎	肩峰外下方，肩髃穴後寸許凹陷中	肩臂酸痛、肩關節活動不便	按、點、叩
	翳風	耳垂後方，下頜角與顳骨乳突之間凹陷中	耳鳴、口眼歪斜、齒痛	按、捏、揉按
	耳門	耳屏上切跡前方，下頜骨髁狀突後緣凹陷	耳鳴、眩暈、齒痛	按、捏、揉按
	絲竹空	在眉毛外端凹陷處	頭痛、目眩、齒痛	按、捏、揉按
足少陽膽經	瞳子髎	眼眶骨外緣凹陷中	頭痛、目赤腫痛、	按、揉按、捏
	陽白	目正視，瞳孔直上，眉上1寸	頭痛、目痛、眩暈、三叉神經痛	按、捏、點
	風池	胸鎖乳突肌與斜方肌	頭痛、感冒、項強	按、捏、點、
	肩井	大椎穴與肩峰連線中	項強、肩背痛、手	按、叩、點

經絡	穴名	位置	主治	常用手法
足少陽膽經	環跳	股骨大轉子與骶裂孔連線的外 1/3 與內 2/3 交界處	腰腿痛、偏癱	叩、按
	陰陵泉	腓骨小頭前下方凹陷中	膝關節痛、脇肋痛	按、捏、掐、叩
	懸鍾	外踝上 3 寸，腓骨後緣	頭痛、項強、下肢酸痛	捏、按、掐
	丘墟	外踝前下方，趾長伸肌腱外側凹陷中	踝關節痛、胸脇痛	按、掐、捏
	足臨泣	足背、第四五趾間縫紋端上 1.5 寸	瘰癧、脇肋痛、足跗腫痛	掐、按、捏
足厥陰肝經	行間	足背第一二趾間縫紋端	頭痛、目眩、口歪、肋痛、中風	掐、捏
	太衝	足背第一二跖骨底之間凹陷中	頭痛、眩暈、高血壓、小兒驚風	掐、捏、按
	中都	內踝上 7 寸，脛骨內側面的中央	腹痛、腹瀉、疝氣、崩漏	掐、捏、按、點
	章門	第十一肋端	胸脇痛、胸悶	點、按、叩
任脈	關元	臍下 3 寸	腹痛、痛經、遺尿	點、按
	氣海	臍下 1.5 寸	腹痛、月經不調、遺尿	點、按
	中脘	臍上 4 寸	胃痛、腹脹、嘔吐、消化不良	按、點、叩
	鳩尾	劍突下，臍上 7 寸	心悶痛、反胃、癲癇	按、揉按
	膻中	前正中線，平第四肋間隙處	咳喘、胸悶、胸痛	按、揉按、點、叩
	天突	胸骨上窩正中	咳喘、咯痰不暢	按、揉按

經絡	穴 名	位 置	主 治	常用手法
督脈	腰陽關	第四腰椎棘突下	腰脊疼痛	按、點、叩
	命 門	第二腰椎棘突下	腰脊疼痛	按、點、叩
	身 柱	第三胸椎棘突下	腰脊強痛	按、點、叩
	大 椎	第七頸椎棘突下	感冒、發熱、落枕	按、點、叩
	風 府	後髮際正中直上 1 寸	頭痛、項強	按、點、叩
	百 會	後髮際正中直上 7 寸	頭痛頭暈、昏厥、高血壓、脫肛	按、點
	人 中	人中溝正中線上 1/3 與下 2/3 交界處	驚風、口眼歪斜	按
經外奇穴	印 堂	兩眉頭連線的中點	頭痛、鼻炎、失眠	按
	太 陽	眉梢與目外眦之間向後約 1 寸處凹陷中	頭痛、感冒、眼病	掐、按、捏
	魚 腰	眉毛的中點	眉棱骨痛、目赤腫痛	按、掐、捏
	腰 眼	第四腰椎棘突下，旁開 3.8 寸凹陷處	腰扭傷、腰背酸楚	按、點、叩
	夾 脊	第一胸椎至第五腰椎，各椎棘突下旁開 0.5 寸	脊椎疼痛強直，臟腑疾患	按、點、叩
	十 宣	十手指尖端，距指甲 0.1 寸	昏厥	捏、掐

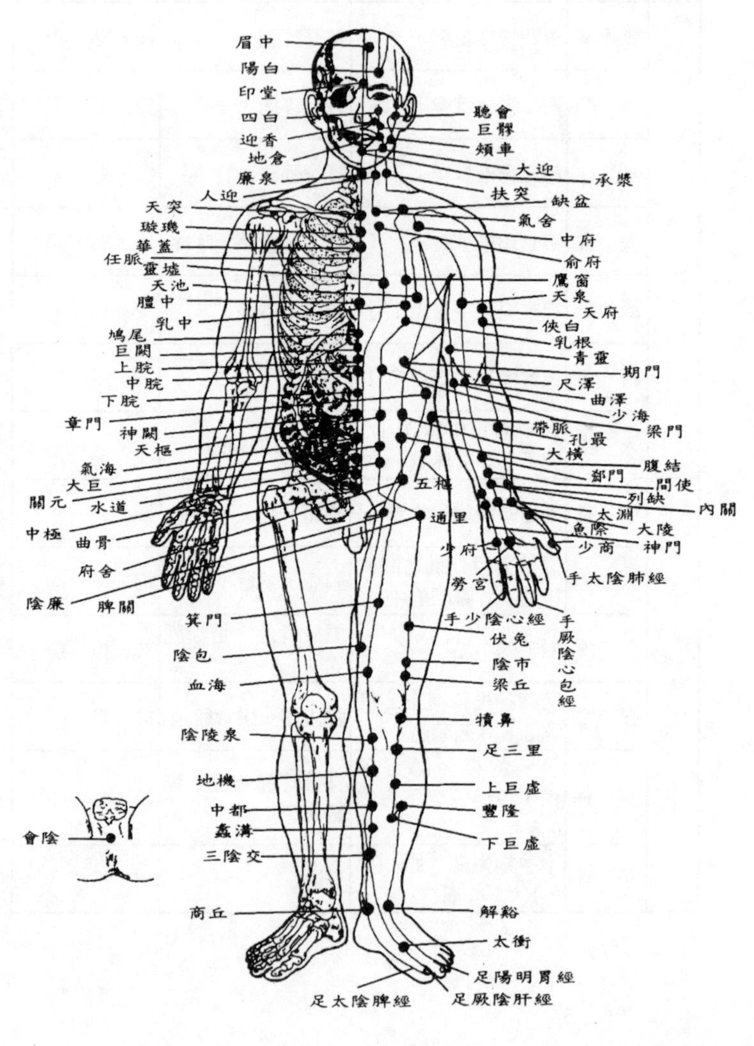
眉中
陽白
印堂
四白
迎香
地倉
廉泉
人迎
天突
璇璣
華蓋
任脈
靈墟
天池
膻中
乳中
鳩尾
巨闕
上脘
中脘
下脘
章門
神闕
天樞
氣海
大巨
關元
水道
中極
曲骨
府舍
陰廉
脾關
箕門
陰包
血海
陰陵泉
地機
中都
蠡溝
三陰交
商丘
會陰
聽會
巨髎
頰車
大迎
承漿
扶突
缺盆
氣舍
中府
俞府
膺窗
天泉
天府
俠白
乳根
青靈
期門
尺澤
曲澤
少海
梁門
帶脈
孔最
大橫
腹結
郄門
間使
列缺
內關
太淵
大陵
魚際
神門
少商
五樞
通里
少府
勞宮
手太陰肺經
手少陰心經
手厥陰心包經
伏兔
陰市
梁丘
犢鼻
足三里
上巨虛
豐隆
下巨虛
解谿
太衝
足陽明胃經
足厥陰肝經
足太陰脾經

常用經、穴圖（正面）

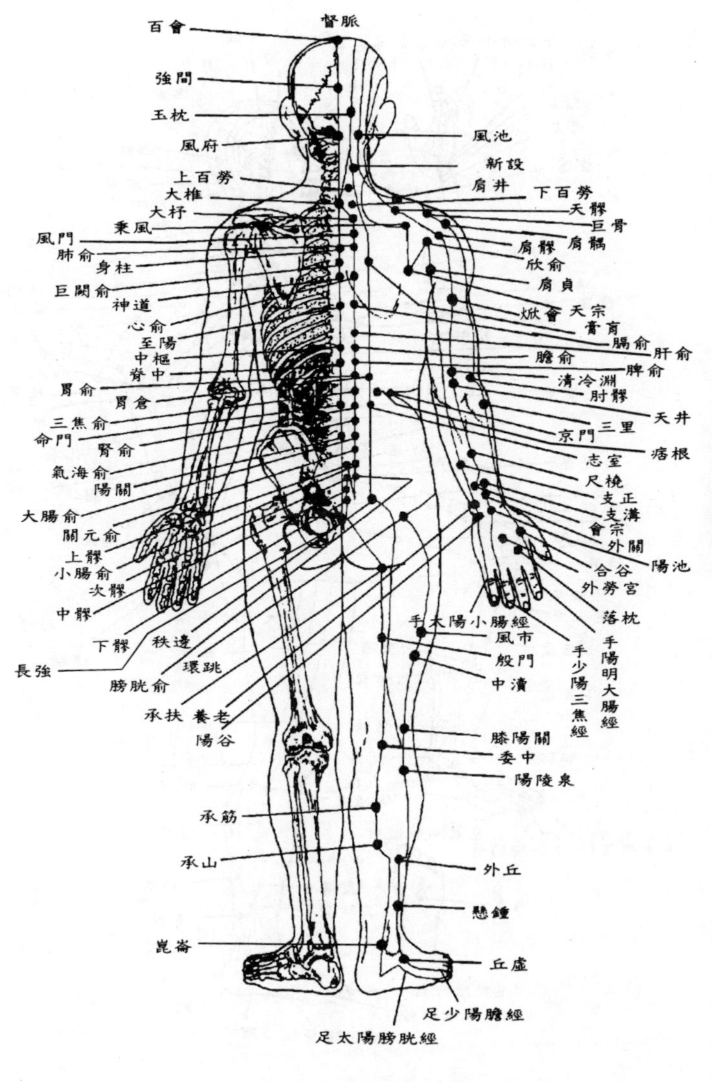
督脈
百會
強間
玉枕
風府
上百勞
大椎
大杼
秉風
風門
肺俞
身柱
巨闕俞
神道
心俞
至陽
中樞
脊中
胃俞
胃倉
三焦俞
命門
腎俞
氣海俞
陽關
大腸俞
關元俞
上髎
小腸俞
次髎
中髎
下髎
秩邊
長強
環跳
膀胱俞
承扶
養老
陽谷
承筋
承山
崑崙
風池
新設
肩井
下百勞
天髎
巨骨
肩髎
肩髃
欣俞
肩貞
焮會
天宗
膏肓
膈俞
肝俞
膽俞
脾俞
清冷淵
肘髎
天井
三里
京門
痞根
志室
尺橈
支正
支溝
會宗
外關
陽池
合谷
外勞宮
落枕
手太陽小腸經
風市
殷門
中瀆
手少陽三焦經
手陽明大腸經
膝陽關
委中
陽陵泉
外丘
懸鍾
丘虛
足少陽膽經
足太陽膀胱經

常用經、穴圖（背面）

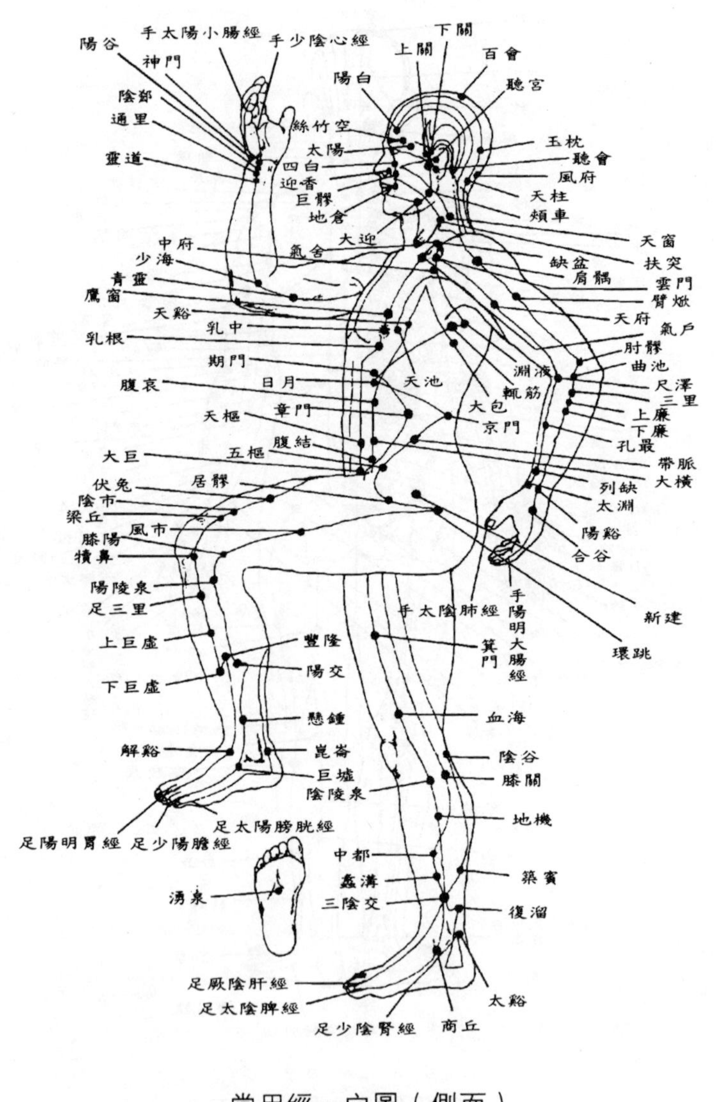
手太陽小腸經
手少陰心經
陽谷
神門
陰郄
通里
靈道
下關
上關
百會
陽白
聽宮
絲竹空
太陽
四白
迎香
巨髎
地倉
大迎
玉枕
聽會
風府
天柱
頰車
天窗
扶突
中府
少海
青靈
膺窗
天谿
乳中
乳根
期門
日月
腹哀
章門
天樞
腹結
五樞
大巨
氣舍
缺盆
肩髃
雲門
臂臑
天府
氣戶
肘髎
曲池
尺澤
三里
上廉
下廉
孔最
淵液
輒筋
天池
大包
京門
帶脈
大橫
列缺
太淵
陽谿
合谷
新建
環跳
居髎
伏兔
陰市
梁丘
風市
膝陽
犢鼻
陽陵泉
足三里
上巨虛
下巨虛
豐隆
陽交
懸鍾
解谿
崑崙
巨墟
陰陵泉
手太陰肺經
手陽明大腸經
箕門
血海
陰谷
膝關
地機
中都
蠡溝
三陰交
築賓
復溜
足太陽膀胱經
足陽明胃經
足少陽膽經
湧泉
足厥陰肝經
足太陰脾經
足少陰腎經
商丘
太谿

常用經、穴圖（側面）

☞下篇
各論

第一節　內科疾病指針療法

一、流行性感冒

㈠ 概　述

流行性感冒是由流感病毒引起的急性呼吸道傳染病，病原體為A、B、C三型流行性感冒病毒，經由飛沫傳播。其流行特點是突然發生，發病率高，迅速蔓延，流行過程短，但能多次復發。本病以流感病毒破壞呼吸道上皮細胞為主，也可由淋巴、血液循環傳播，造成毒血症，或侵入其他組織，引起病變。本病屬於中醫的「時行感冒」「風溫」等病症範疇。

㈡ 診斷要點

1. 急起高熱，全身症狀較重而呼吸道症狀較輕，表現為畏寒、發熱、頭痛、乏力、全身酸痛等，繼而全身症狀逐漸好轉，但鼻塞、流涕、咽痛、乾咳等上呼吸道症狀較顯著。還可見到噁心、食慾不振、便秘或腹瀉等胃腸道症狀為主的患者。

2. 呈急性病容，面頰潮紅，眼結膜輕度充血，咽充血，口腔黏膜可有疱疹。

3. 體溫可達 39℃～40℃。

4. 病程一般 3～7 天。

㈢ **指針辨治**

1. 衛氣同病：壯熱，微惡風寒，面紅目赤，四肢酸痛，咽乾口渴，尿黃。

【取穴】風池、孔最、曲池、合谷、印堂、迎香（圖 2-1）。

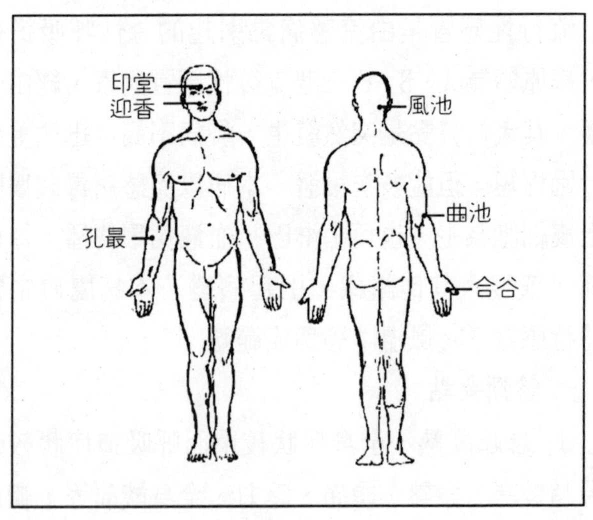

圖 2-1

【療法】⑴將內氣集於兩拇指頂端，採用雙手掐法掐擊患者頭部兩風池穴，每次掐擊 2～3 分鐘。

⑵將內氣集於拇指頂端，採用單手掐法，掐擊患者小臂內前側的孔最穴、肘處的曲澤穴和虎口處的合谷穴，每穴掐擊 3 分鐘。

⑶將內氣集於中指頂端，採用中指按法，按壓印堂穴，每次按壓 30 秒鐘，放鬆 10 秒鐘，反覆按壓 6～8 次。

⑷將內氣集於食、拇兩指指腹頂端，採用單手捏法捏擊迎香穴，每次掐擊 5 秒鐘，放鬆 1 秒鐘，反覆掐擊 48 次。

2. 熱灼胸膈：壯熱不退，胸膈灼熱，煩躁不安，口苦咽乾，目赤口渴或便秘。

【取穴】風池、合谷、列缺、足三里、大椎（圖 2-2）。

【療法】⑴將內氣集於兩拇指頂端，採用雙手掐法掐擊患者頭部兩風池穴，每次掐擊 2～3 分鐘。

⑵將內氣集於拇指頂端，採用單手掐法，掐擊虎口部合谷穴、腕部列缺穴、小腿部足三里穴，每穴掐擊 2～3 分鐘。

⑶將內氣集於拇指指腹頂端，採用拇指按法按壓背部大椎穴，每次按壓 2～3 分鐘。

3. 暑濕鬱表：發熱惡寒，頭痛無汗，身形拘急，

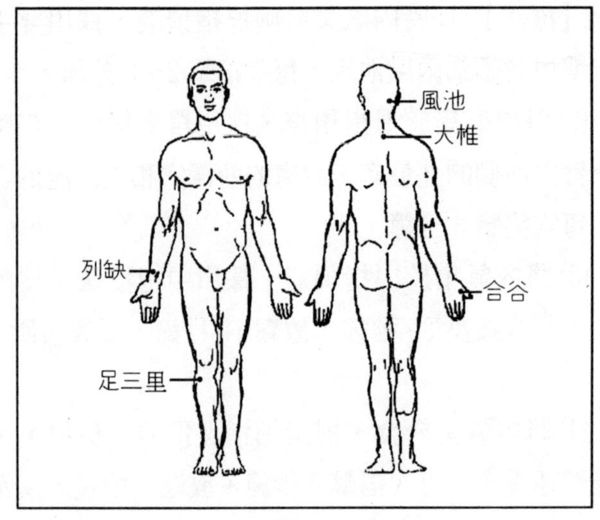

圖 2-2

脘悶心煩。

【取穴】曲池、合谷、足三里、少商、迎香、風池（圖 2-3）。

【療法】⑴ 將內氣集於拇指頂端，採用單手掐法，掐擊患者肘部曲池穴、虎口處合谷穴、小腿部足三里穴、拇指端少商穴，各穴掐擊 2～3 分鐘。

⑵ 將氣集於拇、食兩指指腹頂端，採用單指捏法，捏擊患者鼻部迎香穴，捏 5 秒鐘，停 1 秒鐘，反覆捏 36～48 次。

⑶ 將內氣集於兩拇指頂端，採用雙手掐法掐擊患者頭後腦部兩風池穴，每次掐 2～3 分鐘。

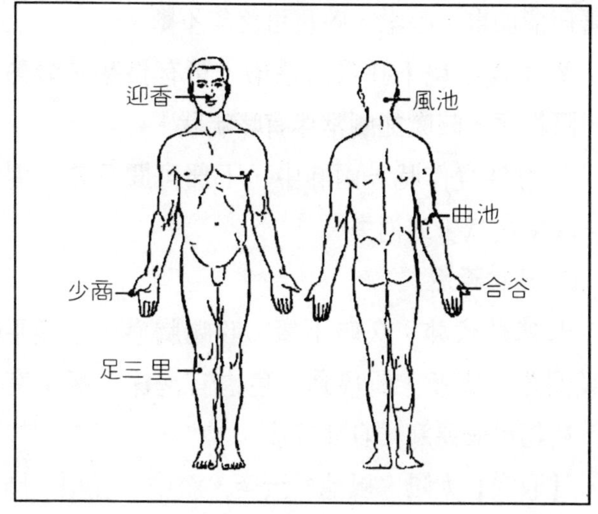

圖 2-3

二、慢性支氣管炎

㈠ 概　述

本病係由於吸菸、吸入粉塵或化學氣體所致的支氣管炎症，臨床出現慢性咳嗽、咳痰，每年持續三個月以上，連續兩年以上，並除外由於其他心肺疾病病因所致者。慢性支氣管炎是常見病和多發病。晚期常併發肺氣腫及肺原性心臟病。本病相當於中醫「咳嗽」「痰飲」「喘咳」等症的範疇。

㈡ 診斷要點

1. 多見於 40 歲以上中老年患者，起病前常有感冒。多在寒冷季節發病。有咳嗽、咳痰，以清晨為著。

隨著病情加重，咳嗽、咳痰可終年不斷。

2.反覆出現下呼吸道感染，可有畏寒、發熱、氣促、膿性痰。咳嗽加劇常伴有哮喘狀。

3.急性發作時，兩肺中、下部可聞及乾、濕性羅音，咳嗽後減少或消失。

㈢ **指針辨治**

1.寒飲伏肺：久咳不癒，咳喘胸懣，不能平臥，呼吸困難，痰多，質稀黏，色白有泡沫，喉中有痰鳴聲，初起可兼惡寒、身痛等症。

【取穴】太陽、風池、天突、膻中、乳根、肺俞、定喘穴（圖 2-4）。

【療法】⑴將內氣集於兩拇指指端，採用雙手掐法掐擊頭部兩太陽、兩風池穴，每穴每次掐 2～3 分

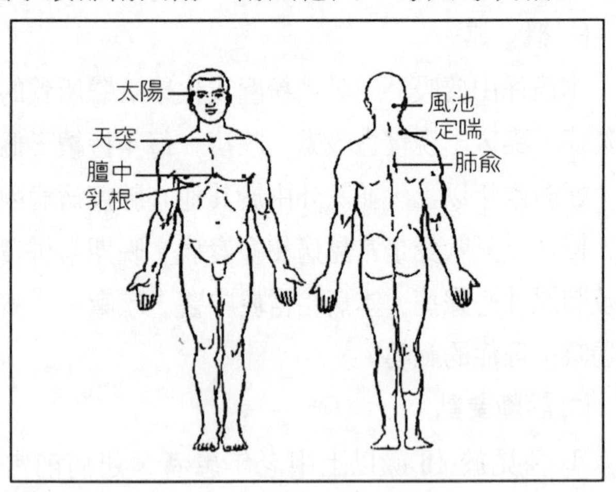

圖 2-4

鐘。

⑵將內氣集於指端，採用拇指按法或中指按法，按擊喉部天突穴、胸部膻中穴，乳根穴各 2～3 分鐘。

⑶將內氣集於指端，採用梅花指或排指法，叩擊背部肺俞穴、定喘穴，每穴叩擊 120～360 次後，再採用揉按法，每穴揉按 1～2 分鐘。

2. 痰濕伏肺：久咳，咳聲重濁，痰黏胸悶，食少。

【取穴】中府、肺俞、天突、列缺、魚際、尺澤、豐隆（圖 2-5）。

【療法】⑴將內氣集於指端採用梅花指叩法，叩擊胸部中府穴和背部肺俞穴，每穴 120～360 次。

⑵將內氣集於指端，採用拇指按法或中指按法按

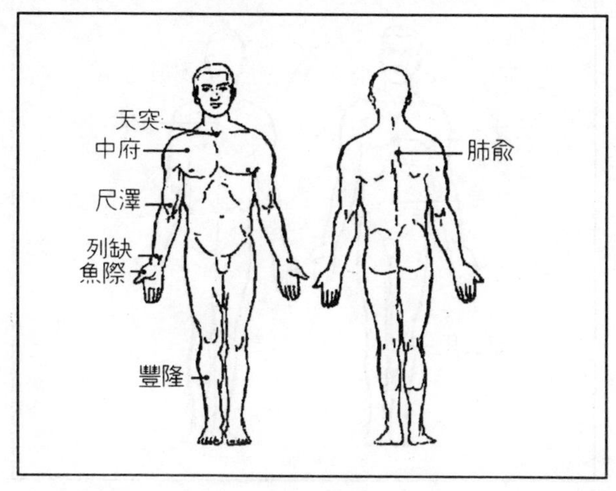

圖 2-5

壓喉部天突穴，每次按壓 2～3 分鐘。

(3)將內氣集於拇指頂端，採用單指法，掐擊腕部列缺穴、掌部魚際穴、肘部尺澤穴、小腿部豐隆穴，每次掐擊 2～3 分鐘。

3. 脾腎陽虛：咳而氣怯，痰多，喘促動則為甚，氣短，食少，胸悶，怯寒，肢冷。

【取穴】肺俞、膻中、中脘、氣海、足三里、少商、風府（圖 2-6）。

【療法】(1)將內氣集中於指端，採用拇指按法或單指點法或梅花指叩法，按或點或叩患者背部肺俞穴、胸部膻中穴、腹部中脘、氣海、足三里穴 2～3 分鐘或 120～360 次。

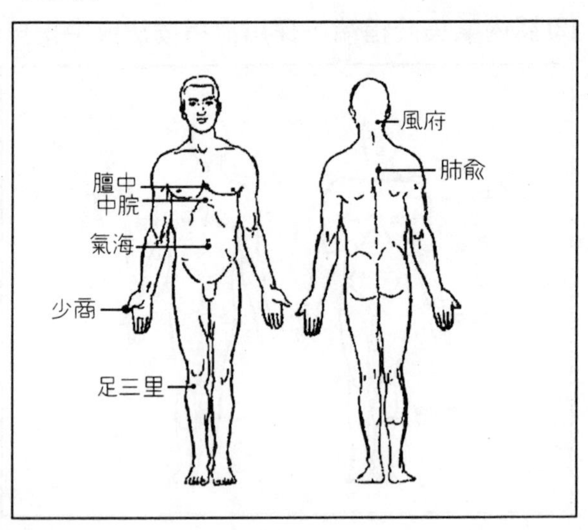

圖 2-6

⑵將內氣集於拇指端，採用單手捏法捏患者拇指部少商穴 2～3 分鐘。

⑶將氣集於拇指指腹頂端，採用拇指按法，按壓患者風府穴 3 分鐘。

三、支氣管哮喘

㈠概　述

本病是因過敏原或其他非過敏原因素引起的一種氣管反應性過度增高，導致氣道可逆性痙攣、狹窄的疾病。其特點是反覆發作，暫時性、帶哮鳴音的呼氣性呼吸困難。多數在 12 歲前發病，20%的患者有家族史。本病相當於中醫學的「哮喘」範疇。

㈡診斷要點

1. 突然發作，呼吸困難，伴隨呼氣延長，並有哮喘音和乾咳，頓時胸部脹悶。

2. 坐起後可減輕氣喘。

3. 經數分鐘或數小時後，咯出大量黏液性痰液，隨即呼吸通暢。

4. 嚴重者有紫紺、靜脈怒張及大量冷汗。

㈢指針辨治

1. 冷哮：喘咳，胸悶脹，氣急，痰多、稀薄、色白，初起兼惡寒、發熱、頭痛、喉癢、鼻癢。

【取穴】肺俞、定喘、風門、膻中、尺澤、合谷

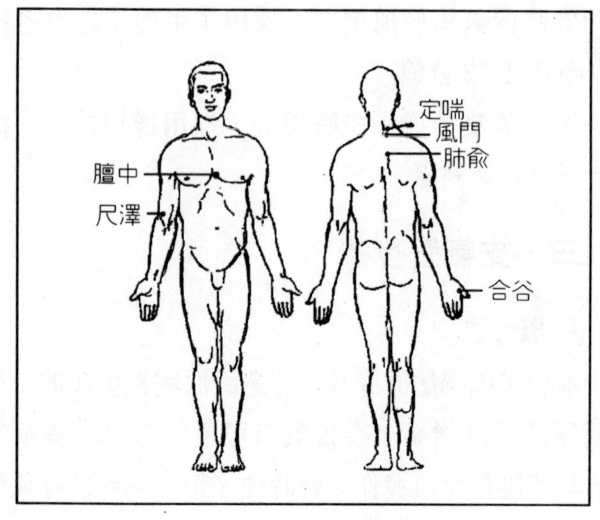

圖 2-7

（圖 2-7）。

【療法】⑴將內氣集於指端，採用按法，按壓患者背部肺俞、定喘、風門穴和胸部膻中穴，每穴按壓 2 分鐘後，再採用點法或叩法，每穴點或叩 120～360 次。

⑵將內氣集於拇指端，採用單手掐法掐擊肘部尺澤穴和虎口部合谷穴，每穴掐 3 分鐘。

2. 熱哮：喘咳氣粗，胸悶熾熱，口乾面紅，痰黃而稠、咯吐不利。

【取穴】大杼、肺俞、列缺、合谷、足三里（圖 2-8）。

【療法】⑴將內氣集於指端，採用梅花指叩法，

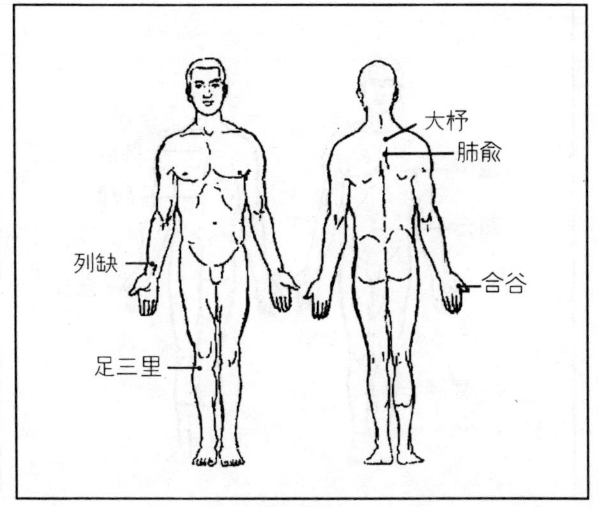

圖 2-8

叩擊患者背部大杼、肺俞穴，每穴叩擊 240 次。

⑵將內氣集於拇指頂端，採用單手掐法，掐擊患者腕部列缺、虎口部合谷和小腿部足三里穴，每穴按壓 2～3 分鐘。

3. 肺脾兩虛：喘咳短氣，痰白清稀，面色皓白，自汗畏風，食少便溏，四肢浮腫。

【取穴】膻中、關元、肺俞、脾俞、定喘、豐隆、合谷（圖 2-9）。

【療法】⑴將內氣集於指端，採用按法或揉按，按壓患者胸部膻中穴、腹部關元穴，每穴按 3 分鐘。

⑵將內氣集於指端，採用點法或叩法，點或叩擊患者背部肺俞、脾俞、定喘穴，每穴點或叩 260 次。

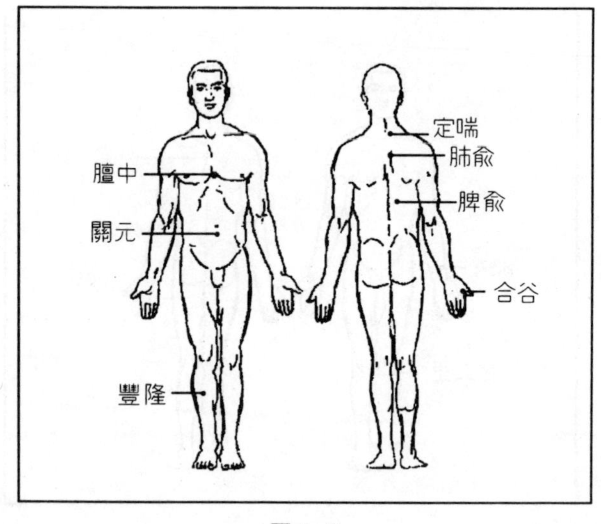

圖 2-9

⑶將內氣集於拇指端，採用掐法或按法，掐或按患者小腿部豐隆穴和手部合谷穴，每穴按或掐 3 分鐘。

四、慢性胃炎

㈠ 概 述

慢性胃炎是以胃黏膜的非特異性慢性炎症為主要病理變化的疾病。其病程緩慢，反覆發作，表現為上腹部劍突下隱痛、刺痛，疼痛一般無規律性，納差，食後腹脹，噁心，嘔吐。萎縮性胃炎還可見貧血、腹瀉、消瘦等。本病可出現於中醫的「嘔吐」「反胃」「胃痛」等病症中。

㈡ 診斷要點

1. 慢性胃炎的臨床表現頗不一致，缺乏明顯的特點，主要症狀有上腹疼痛，以隱痛、鈍痛、脹痛、刺痛較為多見，無節律性，常伴脹滿，食慾不振，噁心嘔吐，消化不良，泛酸噯氣，消瘦乏力，有時大便隱血試驗陽性等。上腹部壓痛範圍較廣泛。

2. 胃鏡檢查可見胃黏膜充血、水腫、糜爛和出血，黏膜表面黏液增多。胃液分析，慢性胃炎大多趨向於低酸。

㈢ 指針辨治

1. 肝鬱氣滯型：胃脘脹滿，攻痛連脇或痛無定處，胸悶太息，噯氣頻作，每因煩惱鬱怒而諸症加重。

【取穴】中脘、期門、肝俞、內關、足三里、陽陵

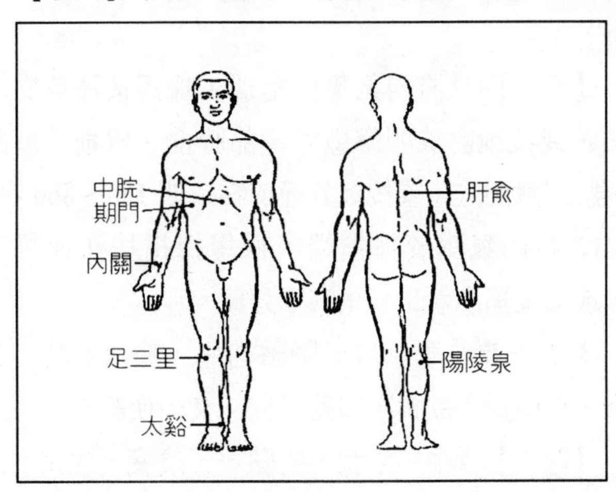

圖 2-10

泉、太谿（圖 2-10）。

【療法】⑴將內氣集於指端，採用按法或點法或叩法，或按或點或叩患者胸部中院、肋部期門穴、背部肝俞穴，每穴按 3 分鐘或點或叩 120～360 次。

⑵將內氣集於拇指端，採用拇指按法或拇指揉按法或單手掐法，或按或揉或掐擊患者腕部內關穴、小腿部足三里、陽陵泉、踝部太谿穴，每穴或按或揉或掐 3 分鐘。

2. 脾胃虛寒型：胃痛隱隱，綿綿不絕，喜溫喜按，饑餓痛甚，得食則緩，納呆脘脹，或泛吐清水，面色少華，形瘦神疲，胃寒肢冷，大便溏薄，甚則嘔血或便黑。

【取穴】脾俞、胃俞、膻中、章門、足三里（圖 2-11）。

【療法】⑴將內氣集於指端，採用按法或點法或叩法，或按或點或叩擊患者背部脾俞、胃俞、胸部膻中、肋部章門穴，或按 3 分鐘或點或叩 120～360 次。

⑵將內氣集於拇指端，採用拇指按法或單手掐法，或按或掐患者足三里穴 3 分鐘。

3. 胃熱陰虛型：胃脘隱隱灼痛，痛無定時，嘈雜如饑，但饑而不欲食，口乾思飲，食少便結。

【取穴】胃俞、中脘、內關、三陰交、太谿、內庭（圖 2-12）。

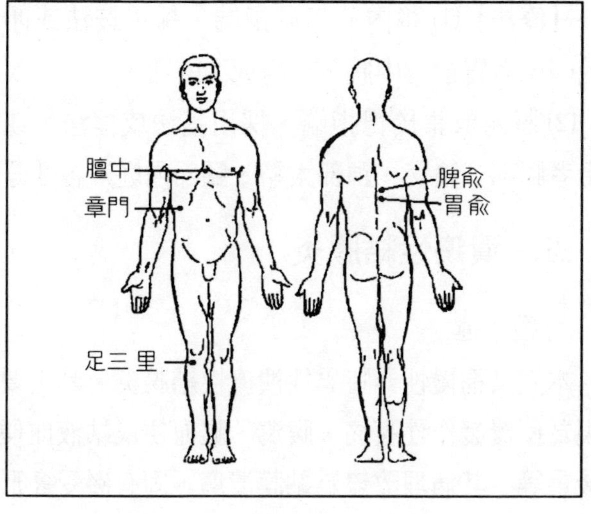

圖 2-11

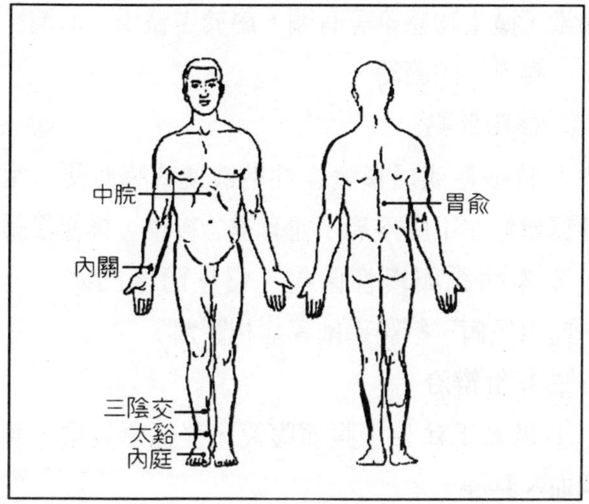

圖 2-12

【療法】⑴將內氣集於指端，採用按法或叩法，按或叩患者胃俞、中脘3分鐘或240次。

⑵將內氣集於拇指端，採用掐法或捏法，或掐或捏患者腿部三陰交、踝部太谿、腳部內庭穴各3分鐘。

五、潰瘍性結腸炎

㈠概　述

本病又稱慢性非特異性潰瘍性結腸炎。其主要臨床表現為反覆發作性腹痛、腹瀉、膿血便或黏液血便、裡急後重等。其病理改變為黏膜潰瘍，固有層受多形核細胞、漿細胞和嗜酸性粒細胞浸潤。目前認為是一種自身免疫性疾病，屬Ⅳ型變態反應。還與遺傳因素、神經精神因素、微生物感染等有關。屬於中醫學「泄瀉」「腹痛」「腸風」的範疇。

㈡診斷要點

1.持續性或反覆發作性黏液便或膿血便，常伴陣發性痙攣性左下腹疼痛，並有裡急後重，排便後緩解。

2.本病應與慢性菌痢、慢性阿米巴痢疾、結腸癌、血吸蟲病、結腸過敏等症相鑒別。

㈢指針辨治

1.濕熱下注型：腹痛腹瀉，伴裡急後重，糞便夾有膿血、黏凍。

【取穴】脾俞、大腸俞、天樞（圖2-13）。

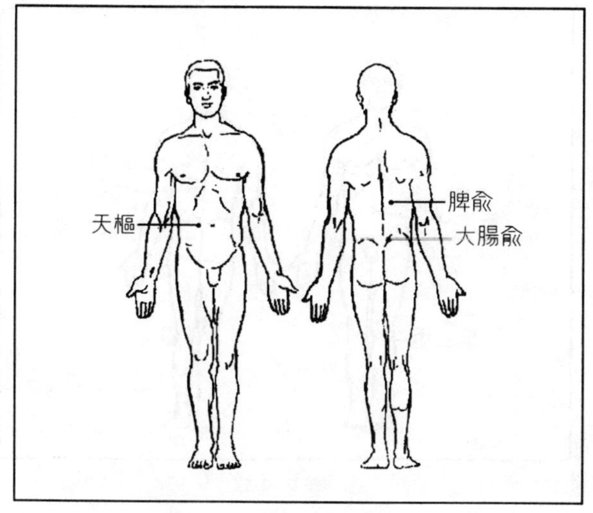

圖 2-13

【療法】⑴將內氣集於指端，採用梅花指叩法，叩擊背部脾俞、大腸俞各 120～240 次。

⑵將內氣集於拇指頂端，採用拇指按法，按擊腹部天樞穴，每次按壓 3 分鐘。

2. **脾胃虛弱型**：腹瀉腹痛反覆發作，經久不癒，大便夾不消化食物，胸脘滿悶，食慾不振，倦怠乏力。

【取穴】脾俞、胃俞、大腸俞、天樞、氣海、足三里（圖 2-14）。

【療法】⑴將內氣集於指頂端，採用梅花指叩法，叩擊患者背部脾俞、胃俞、大腸俞各穴 120～240 次。

⑵將內氣集於拇指端，採用拇指按法，按壓患者

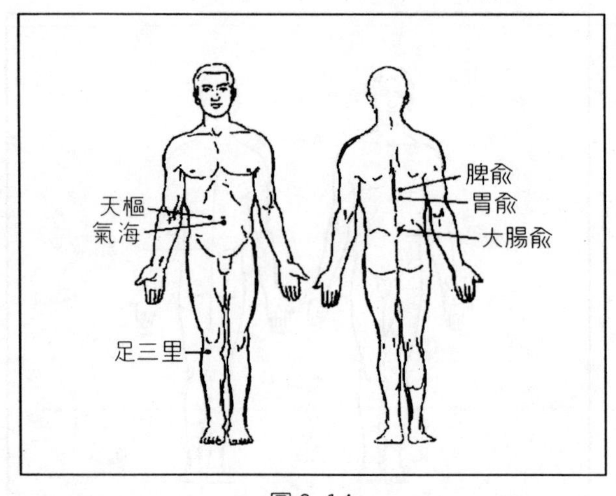

圖 2-14

腹部天樞、氣海各穴 3 分鐘。

(3) 將氣集於拇指端，採用掐法，掐擊足三里穴 3 分鐘。

六、急性胃腸炎

(一) 概 述

急性胃腸炎是指各種原因引起的急性胃腸道黏膜彌漫性炎症。本病多發生於夏、秋季，多與飲食有關。主要臨床表現為嘔吐、腹痛和腹瀉。屬於中醫學「泄瀉」「嘔吐」等症範疇。

(二) 診斷要點

1. 病前有進食生冷、不潔飲食或暴飲暴食史。

2. 突然發生腹痛、腹瀉、嘔吐。大便呈糊狀或水沫，每日數次至10餘次，嘔吐物多為胃內發酵食物或殘渣。

3. 有不同程度的畏寒、發熱。

㈢ 指針辨治

1. 寒濕型：腹痛嘔吐，腸鳴腹瀉，大便清稀甚至如水樣，或伴寒發熱。

【取穴】大椎、胃俞、大腸俞、天樞、合谷、內關（圖2-15）。

【療法】⑴將內氣集於指端，採用梅花指叩法，叩擊患者背部大椎、胃俞、大腸俞各穴120～360次。

⑵將內氣集於拇指端，採用拇指按法或拇指揉按法，按或揉患者腹部天樞穴3分鐘。

⑶將氣集於拇指頂端，採用掐法，掐擊患者虎口

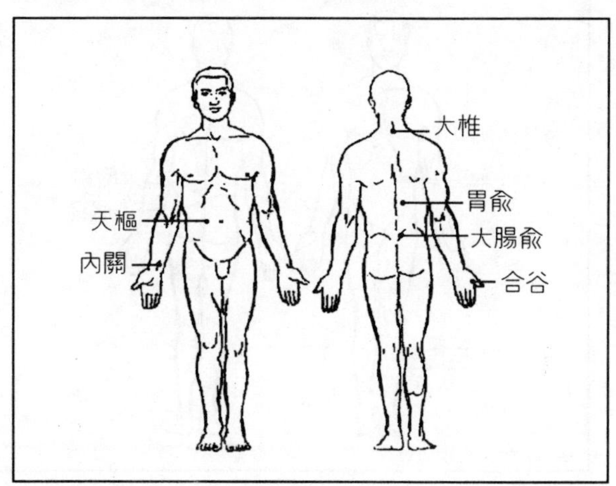

圖2-15

合谷穴、腕部內關穴，每穴掐 3 分鐘。

2. 濕熱型：嘔吐腹痛，腹痛即瀉，瀉下急迫或瀉而不爽，糞色黃褐而臭，或間夾黏液，肛門灼熱，煩熱口渴，小便短黃。

【取穴】天樞、上巨虛、大腸俞、小腸俞（圖 2-16）。

【療法】⑴ 用按法或揉按法，按或揉患者腹部天樞穴 3 分鐘。

⑵ 用點法點擊患者小腿部上巨虛穴 120～360 次。

⑶ 用梅花指叩法，叩擊患者大腸俞、小腸俞各 2～3 分鐘。

每法要將內氣集於指端，透入患者穴內。

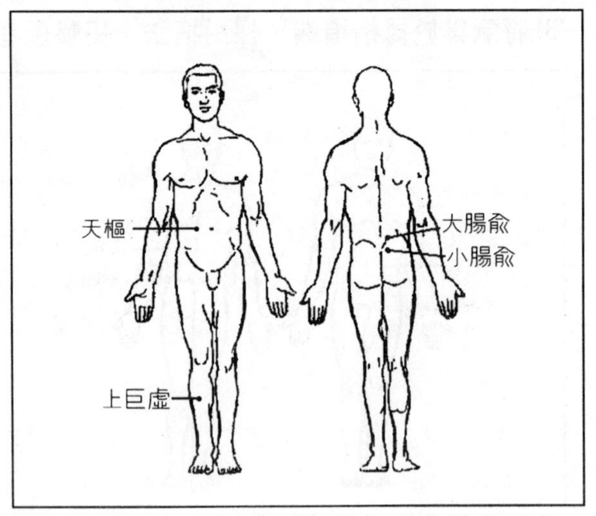

圖 2-16

七、便　秘

㈠概　述

便秘是指大便秘結不通、排便間隔時間延長，或雖不延長而糞便乾燥艱澀難解，在正常情況下，食物通過胃腸道，經過消化、吸收，所餘殘渣的排泄常需 24～48 小時。若排便間隔超過 48 小時，而且排出困難，即可視為便秘。

㈡診斷要點

1. 大便秘結不通。

2. 排便間隔時間延長或雖不長而排便困難。

3. 可兼腹滿脹痛。

㈢指針辨治

1. **熱結便秘**：大便乾結，小便短赤，面紅心煩，口乾、口臭，腹脹而痛或伴發熱。

【取穴】天樞、大橫、大腸俞、內庭（圖 2-17）。

【療法】⑴採用按法，按壓患者腹部天樞、大橫穴各 3 鐘。

⑵採用叩法叩擊患者大腸俞 240 次。

⑶採用掐法掐擊患者足部內庭穴 3 分鐘。

每法將內氣集於指端，透入患者穴內。

2. **氣滯便秘**：大便秘結，欲便不得，甚則腹中脹痛，噯氣頻作，脇腹痞滿，納食減少。

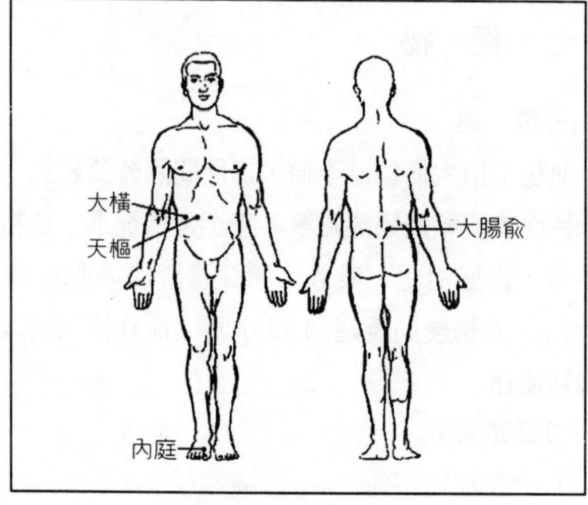

圖 2-17

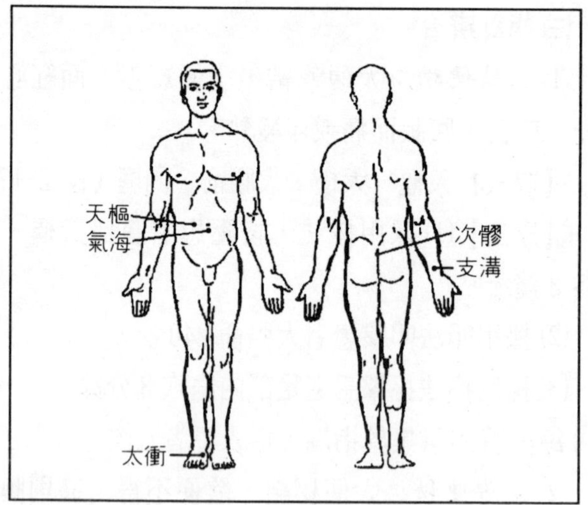

圖 2-18

【取穴】氣海、天樞、次髎、支溝、太衝（圖2-18）。

【療法】⑴用按法或揉按法，按或揉患者腹部氣海、天樞穴各3分鐘。

⑵用叩法叩擊患者臀部次髎穴360次。

⑶用掐法或捏法掐或捏患者腕部支溝穴和足部太衝穴，每穴掐或捏3分鐘。

每法均需將內氣集於指端，透入患者穴內。

八、膽囊炎

㈠概　述

膽囊炎是膽囊的炎症病變，好發於30～50歲的女性。一般分為急性和慢性兩種。急性膽囊炎由化學性刺激和細菌感染引起。慢性膽囊炎由膽囊存留傷寒桿菌所致，其病理變化主要為膽囊纖維化及周圍組織的黏連。本病屬於中醫學的「脇痛」「結胸」「黃疸」「嘔吐」等病範疇。

㈡診斷要點

1.急性膽囊炎：既可第一次發作，也可在慢性膽囊炎的基礎上急性發作。發作時膽囊區劇烈疼痛，呈陣發性加劇。發熱，體溫常在38℃～39℃之間，會出現食慾不振、噁心嘔吐、腹脹、大量噯氣等。

2.慢性膽囊炎：常少有典型症狀。有的僅表現為輕重不一的腹脹，上腹部或右上腹部不適，持續疼痛或右肩胛區疼痛，胃部灼熱，噯氣，反酸，進食油膩食物後症狀加劇。

㈢ **指針辨治**

1. 肝膽濕熱，腑氣逆滯型（急性）：症見右脇下脹痛，陣發性加劇，牽引肩背，拒按，噁寒發熱，噁心嘔吐，食少腹脹，小便短黃灼熱，大便不暢或秘結。

【取穴】膽俞、膽囊穴、太衝、內關（圖 2-19）。

【療法】⑴ 採用叩法，叩擊患者背部膽俞 120～360 次。

⑵ 採用按法，按壓患者小腿部膽囊穴 3 分鐘。

⑶ 採用掐法，掐擊患者腳部太衝穴、腕部內關

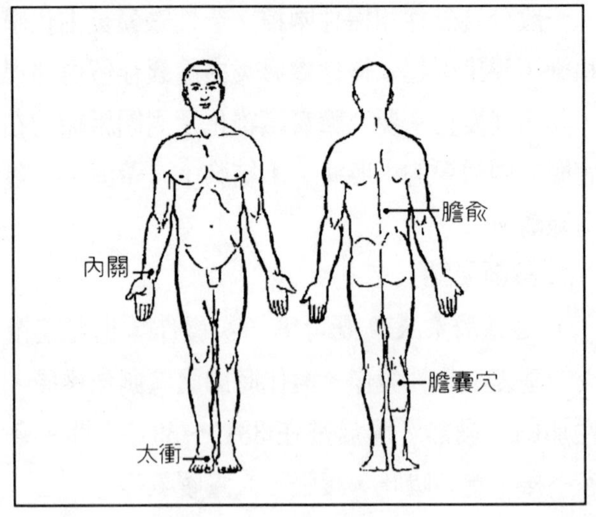

圖 2-19

穴，每穴掐擊 3 分鐘。

每法均需將內氣集於指端，透入患者穴內。

2.肝膽氣鬱，濕熱內蘊型（慢性）：症見右脇下隱痛，牽引肩背，脘腹脹滿，胸悶噯氣，食少納呆，面色無華，肢倦乏力，二便不暢。

【取穴】肝俞、膽俞、丘墟、太衝（圖 2-20）。

【療法】⑴採用叩法，叩擊患者背部膽俞、肝俞穴，每穴叩擊 240 次。

⑵採用掐法，掐擊患者腳部丘墟、太衝穴，每穴掐擊 3 分鐘。

每法均需將氣集於指端，透入患者穴內。

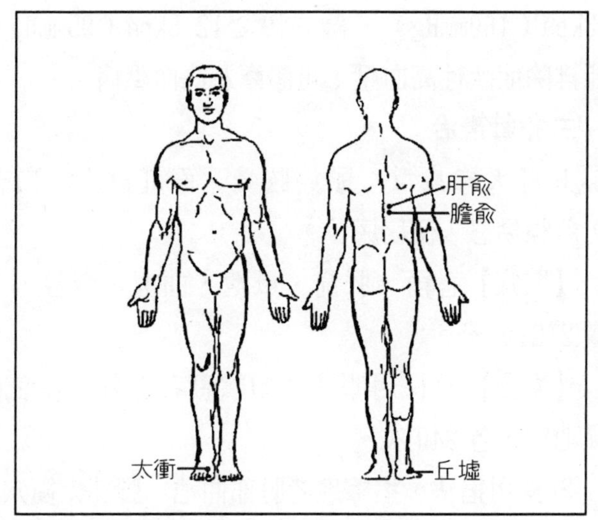

圖 2-20

九、高血壓

㈠ 概　述

高血壓是以動脈血壓升高，尤其是舒張壓持續升高為特點的全身性、慢性血管疾病。頭痛、頭暈、乏力等是其常見症狀。多在40歲以上發病，女性絕經期前低於男性，之後高於男性。本病相當於中醫學的「眩暈」「頭痛」等範疇。

㈡ 診斷要點

1. 早期多無症狀。有時出現頭痛、頭暈、耳鳴、健忘、失眠、乏力、心悸等。

2. 多次不同時間測量血壓，成年人收縮壓≧21.3kpa（160mmHg），舒張壓≧12.6kpa（95mmHg），且能排除症狀性高血壓，可診斷為高血壓病。

㈢ 指針辨治

1. 肝火亢盛型：頭痛眩暈，面紅目赤，口苦咽乾，急躁易怒，便秘尿黃。

【取穴】心俞、肝俞、風池、曲池、合谷、太衝（圖2-21）。

【療法】⑴ 採用叩法，叩擊患者心俞、肝俞和頭部風池穴，各240次。

⑵ 採用掐法，掐擊患者肘部曲池、腳部太衝穴各3分鐘。

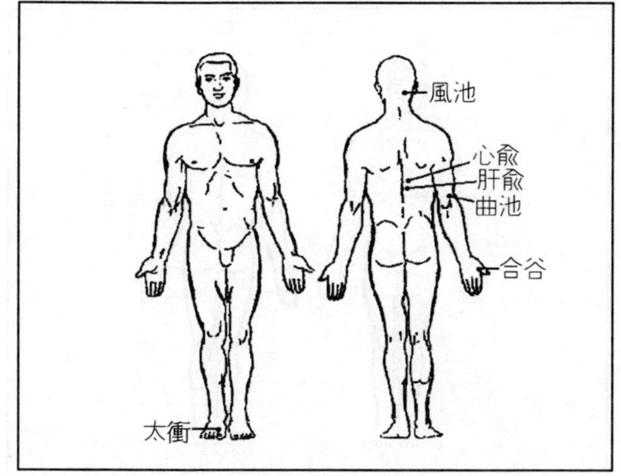

圖 2-21

每法要將內氣集於指端，透入穴內。

2. 痰濁上擾型：眩暈頭痛，頭脹如蒙，胸脘痞滿，嘔噁痰涎，納呆心悸，肢體沉重。

【取穴】百會、風池、中脘、曲池、豐隆(圖2-22)。

【療法】⑴ 採用按法或叩法，或按或叩患者頭部百會穴、風池穴各 3 分鐘或 300 次。

⑵ 採用揉按法，揉按患者腹部中脘穴 3 分鐘。

⑶ 採用掐法或捏法，或掐或捏患者肘部曲池穴、小腿部豐隆穴各 3 分鐘。

每法要將內氣集於指端，透入穴內。

3. 陰虛陽亢型：頭痛頭暈，耳鳴目眩，頭重腳輕，急躁易怒，心煩失眠，腰膝酸軟，肢體麻木或手足顫抖。

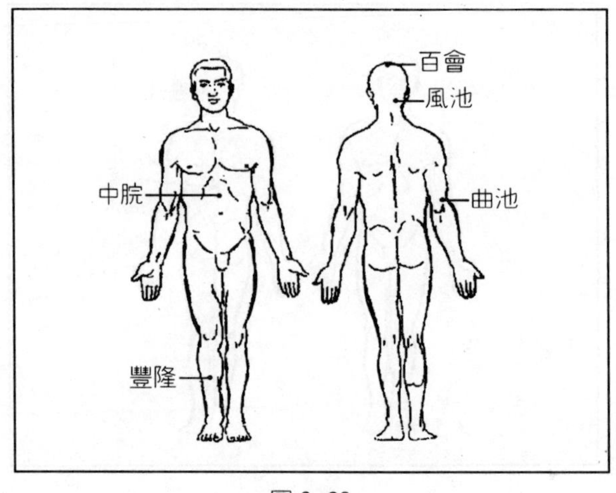

圖 2-22

【取穴】肝俞、腎俞、風池、內關、三陰交、太衝（圖 2-23）。

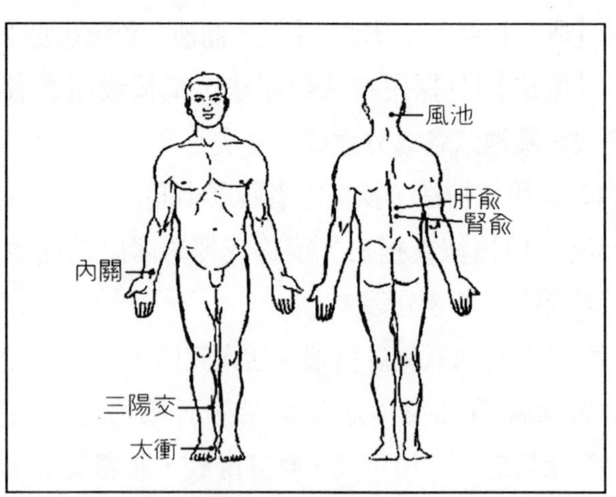

圖 2-23

【療法】⑴ 採用按法，按壓患者背部肝俞、腎俞和頭部風池穴各 3 分鐘。

⑵ 採用掐法，掐擊患者三陰交、太衝穴各 3 分鐘。

十、心動過速

㈠ 概　述

心動過速包括竇性心動過速、室上性陣發性心動過速等。竇性心動過速是指成人竇房結衝動形成的速率超過 100 次／分，常在 101～160 次／分之間，竇性心動過速開始和終止時，其心率逐漸增快和減慢。室上性陣發性心動過速是一種陣發性快速的整齊的心律，其特徵是突然發作和突然停止；根據異位起搏點的部位，可分為房性、房室交界區性陣發性心動過速。本病與中醫學的「驚悸」「怔忡」類似。

㈡ 診斷要點

1. 常見於無器質性心臟病者，也見於風濕性心臟病、冠心病、高血壓性心臟病、甲狀腺機能亢進、心肌炎等疾病患者。

2. 突發心悸，伴胸悶、氣急、頭暈、噁心等。持續發作會引起血壓下降和心力衰竭，發作時心率規則而快速，每分鐘 160～220 次，持續時間不定，可突然終止，恢復正常心率。

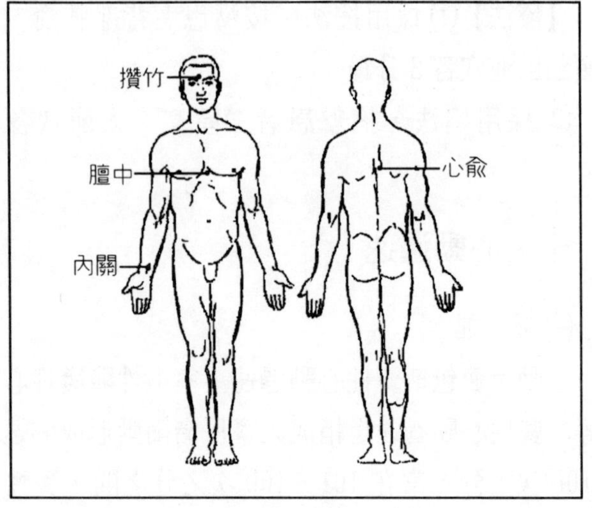

圖 2-24

㈢ 指針辨治

1. 心氣不足、心陰虧虛：心悸氣短，頭暈乏力，汗出，則心悸加劇，心煩失眠，口乾煩熱。

【取穴】心俞、膻中、內關、攢竹（圖 2-24）。

【療法】⑴ 採用按法，按壓患者背部心俞穴、胸部膻中穴各 3 分鐘。

⑵ 採用掐法掐擊患者腕部內關穴 3 分鐘。

⑶ 採用捏法患者兩眼部攢竹穴 3 分鐘。

每法將內氣集於指端，透入穴內。

2. 心脾兩虛：心悸氣短，頭暈目眩，面色不華，神疲乏力，納呆腹脹。

【取穴】心俞、內關、合谷、三陰交（圖 2-25）。

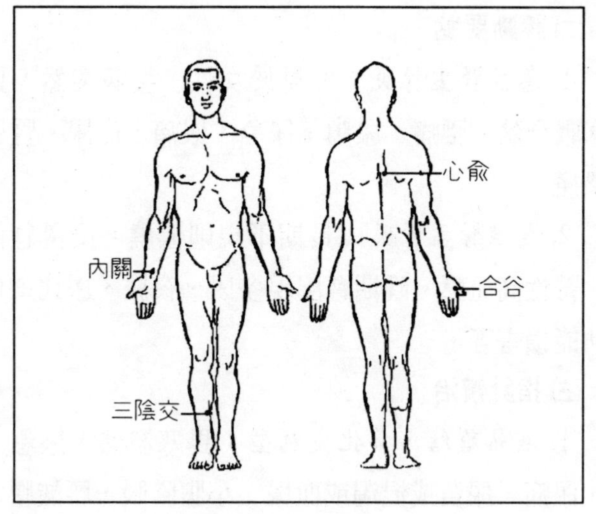

圖 2-25

【療法】⑴ 採用叩法，叩擊患者心俞穴 2～3 分鐘。

⑵ 採用掐法，掐擊患者腕部內關穴、虎口部合谷穴、小腿部三陰交穴各 2～3 分鐘。

每法將內氣集於指端，透入穴內。

十一、腎盂腎炎

㈠ 概 述

腎盂腎炎是一側或兩則腎盂和腎實質受非特異性細菌直接侵襲而引起的最常見的泌尿系感染。其主要臨床表現為發熱、腰痛、尿頻、尿急、尿痛等。屬於中醫學的「淋證」「腰痛」的範疇。

㈡ 診斷要點

1. 急性腎盂腎炎：多見於女性，發病突然，畏寒或寒戰高熱。腰痛、尿頻、尿急、尿痛、血尿。腎區有叩擊痛。

2. 慢性腎盂腎炎：長期不規則低燒。反覆急性發作。腎性高血壓。晚期會出現多尿、夜尿、尿比重低及腎功能損害等。

㈢ 指針辨治

1. 濕熱蘊結，氣化失利型：畏寒發熱，尿急、尿頻、尿痛、尿黃或混濁或血尿，小腹墜脹，腰酸腰痛，噁心嘔吐，納谷不香。

【取穴】腎俞、膀胱俞、中極、三陰交、內關（圖2-26）。

【療法】⑴ 採用叩法，叩擊患者背部腎俞、膀胱俞、小腹部中極穴各120～360次。

⑵ 採用掐法，掐擊患者小腿部三陰交穴、腕部內關穴各1～3分鐘。

每法將內氣集於指端。透入穴位。

2. 腎陰不足，濕熱留戀型：除有輕度尿急、尿頻、尿痛、尿黃外，尚有頭暈耳鳴、低熱盜汗、腰酸腰痛、咽喉乾燥、手足心發熱。

【取穴】腎俞、膀胱俞、中極、太谿、三陰交（圖2-27）。

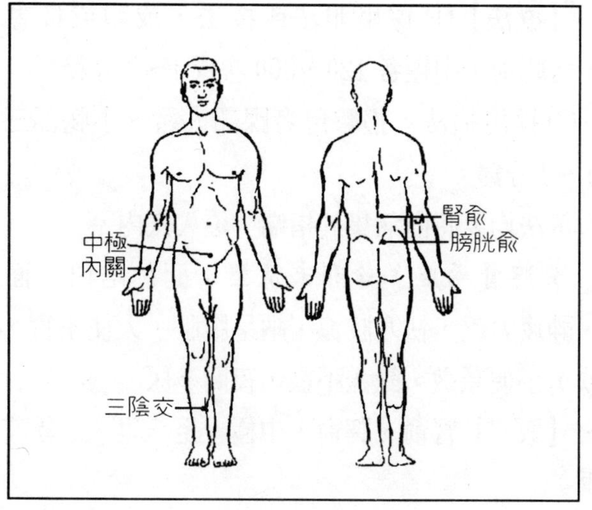

圖 2-26

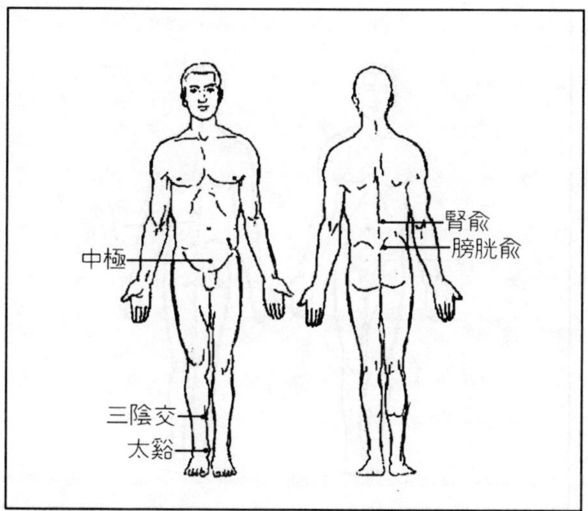

圖 2-27

【療法】⑴ 採用叩法或按法，或叩或按患者腎俞、膀胱俞、中極各 120～360 次或 1～3 分鐘。

⑵ 採用掐法，掐擊患者踝部太谿、小腿部三陰交各 1～3 分鐘。

每法均要將內氣集於指端，透入穴內。

3. 脾腎兩虛，餘邪未清型：面色皓白，面足輕浮，神疲力乏，怯寒肢涼，納呆腹脹，大便不實，腰膝酸軟，小便頻數、餘瀝不盡，夜間多尿。

【取穴】腎俞、脾俞、中極、足三里、三陰交（圖 2-28）。

【療法】⑴ 採用按法，按壓患者背部腎俞、脾俞、小腹部、中極各穴 1～3 分鐘。

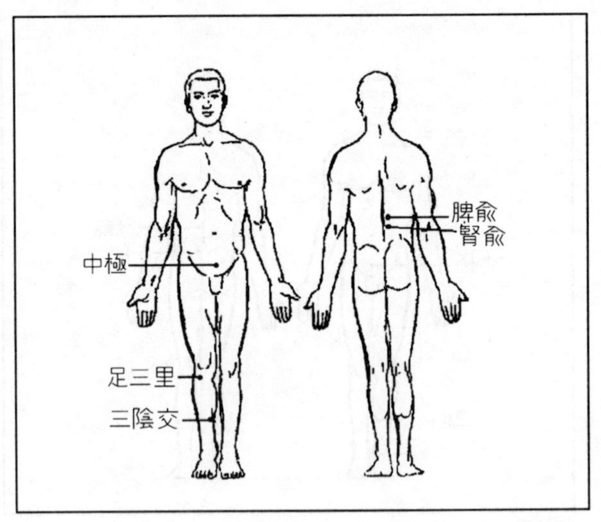

圖 2-28

⑵ 採用掐法，掐擊患者小腿部足三里、三陰交各穴1～3分鐘。

每法均要將內氣集於指端，透入穴內。

十二、膀胱炎

㈠ 概　述

膀胱炎是指一般細菌感染引起的膀胱炎症，不包括結核菌等特殊感染。本病為常見的泌尿系統疾病，多見於女性，會發生於任何年齡。急性膀胱炎發病急，以尿頻、尿急、尿痛為主症。本病可歸屬於中醫學的「淋證」範疇。

㈡ 診斷要點

1. 急性膀胱炎：有尿頻、尿急、尿痛、膀胱刺激症狀，每次尿量少，排尿後不久又有尿意，不能自主控制，排尿時腹部及尿道疼痛、灼熱、可有低熱，無高熱、寒戰、腰痛等。

2. 慢性膀胱炎：膀胱刺激症狀不明顯，但夜尿次數明顯增多，尿量少。

㈢ 指針辨治

1. 濕熱下注型：尿急、尿痛、尿意頻繁，小便少而黃，小腹脹痛不適。

【取穴】膀胱俞、水道、陰陵泉（圖2-29）。

【療法】採用按法，按壓患者背部膀胱俞、小腹部

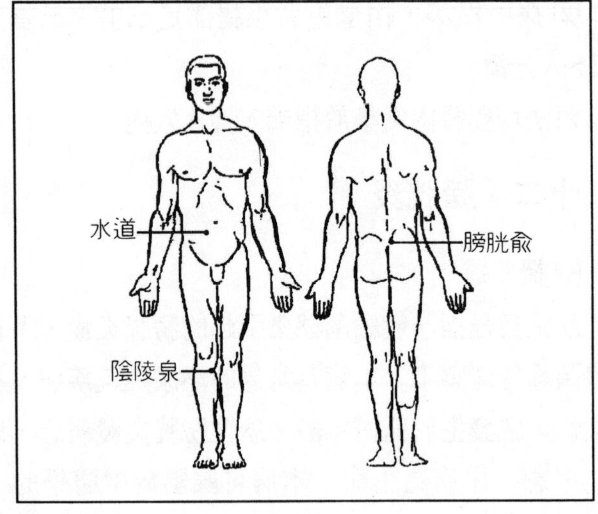

圖 2-29

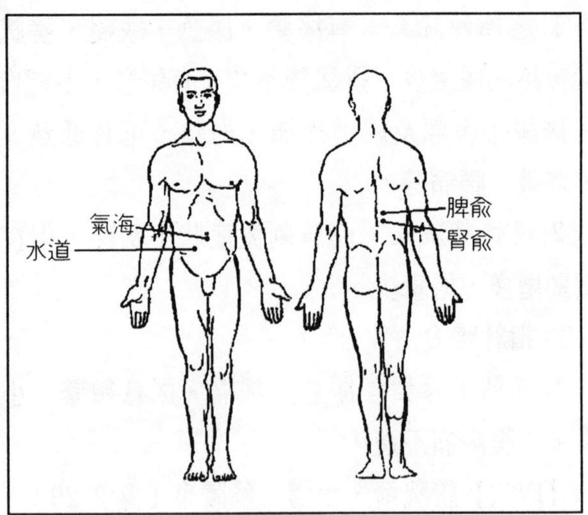

圖 2-30

水道、小腿部陰陵泉穴各1～3分鐘。按時將內氣集於指端，透入穴內。

2. 氣虛邪戀型：少腹墜脹，面色蒼白，夜尿頻繁，小便量少。

【取穴】脾俞、腎俞、氣海、水道（圖2-30）。

【療法】將內氣集於指端，採用按法，按壓患者背部脾俞、腎俞、腹部氣海、水道穴各1～3分鐘。按時要將內氣透入穴內。

十三、陽 痿

㈠ 概 述

陽痿是男性性功能障礙之一，是指陰莖不能勃起，或雖能勃起但不堅，以致不能插入陰道進行性交者。男子65歲以上出現陽痿，則屬正常的生理現象。

㈡ 診斷要點

1. 病史中有房事過多、性交延長或手淫過度等因素。

2. 病史中有情緒波動、腦力勞動過度以及恐懼驚嚇等因素。

3. 性交時勃起障礙，不性交時勃起正常，是大腦皮質性機能紊亂的特點。若完全無勃起、無射精、性慾下降，為脊髓性中樞機能的紊亂。

㈢ **指針辨治**

1.命門火衰型：陽事不舉或舉而不堅，或臨房早泄，精稀清冷，陰頭寒，頭暈耳鳴，記憶力減退，思考力不強，面色晧白，精神萎靡，形寒畏冷。

【取穴】腎俞、命門、關元、中極、三陰交（圖2-31）。

【療法】⑴ 採用叩法，叩擊患者後腰部腎俞、命門穴各120～360次。

⑵ 採用按法，按壓患者小腹部關元、中極穴和小腿部三陰交穴各1～3分鐘。

各法均將內氣集於指端，透入穴內。

2.驚恐傷腎型：陽事不舉，或舉而不堅，膽怯多疑，心悸易驚，夜寐不寧。

【取穴】心俞、腎俞、氣海、神門、三陰交（圖2-32）。

【療法】⑴ 採用叩法，叩擊患者心俞、腎俞各120～360次。

⑵ 採用按法，按壓患者腹部氣海穴1～3分鐘。

⑶ 採用掐法，掐擊患者腕部神門穴、小腿部三陰交穴各3分鐘。

各法均需將內氣集於指端，透入穴內。

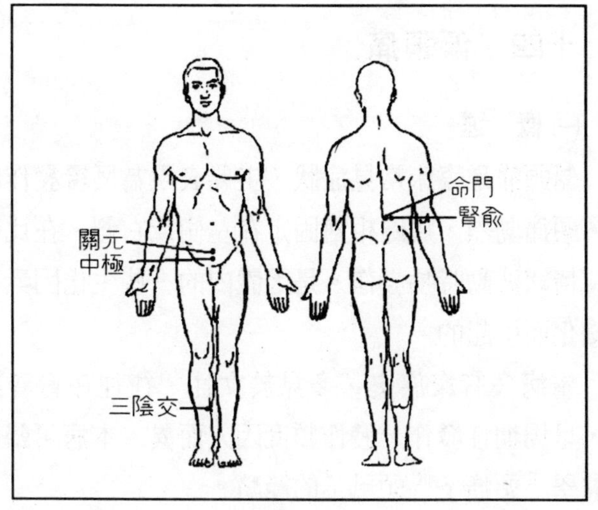

圖 3-31

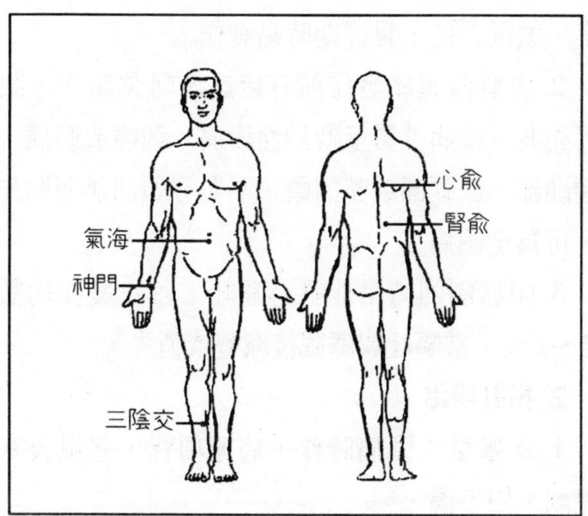

圖 3-32

十四、偏頭痛

㈠ 概　述

偏頭痛是臨床常見症狀，主要表現為反覆發作的頭痛。頭痛劇烈，痛處相對固定在左側或右側。在比較疲勞或情緒波動時易發作。是因體內的一些生化因素和激素變化而引起的。

本病多有家族史，多見於女性，往往在青春期發病，呈周期性發作，發作頻度因人而異。本病可歸屬於中醫學「頭痛」「頭風」的範疇。

㈡ 診斷要點

1. 有反覆發作的頭痛史，在疲勞、緊張、情緒不穩定、睡眠欠佳、月經期時易發作。

2. 典型偏頭痛發作前有疲乏、呵欠頻作、眼前閃光等先兆。頭痛性質呈搏動性鑽痛、鈍痛或刺痛，部位在額顳部、額眶部或整個頭。不典型頭痛無明顯先兆症狀，可為全頭痛。

3. 頭痛劇烈時常伴噁心嘔吐。每次發作約數小時或1～2天。常嘔吐或睡眠後減輕或消失。

㈢ 指針辨治

1. 風寒型：頭痛時作，痛連項背，惡風畏寒，遇風尤劇，口不渴。

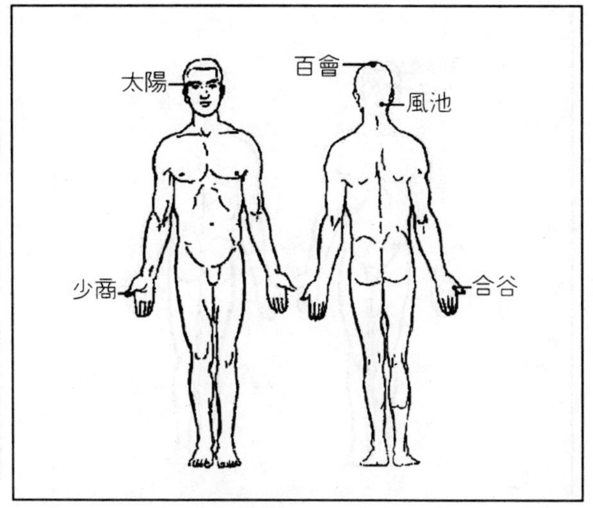

圖 2-33

【取穴】百會、風池、太陽、合谷、少商（圖 2-33）。

【療法】⑴ 採用叩法叩擊患者頭部百會穴 3 分鐘。

⑵ 採用雙手掐法，掐擊患者頭部風池穴、太陽穴各 3 分鐘。

⑶ 採用單手掐法，掐擊患者虎口處合谷穴，拇指部少商穴各 3 分鐘。

每法均要將內氣集於指端，透入穴內。

2. 風熱型：頭痛而脹，甚至頭痛如裂，發熱或惡風，面紅目赤，口渴欲飲，便秘，溲黃。

【取穴】率谷、風池、太陽、合谷（圖 2-34）。

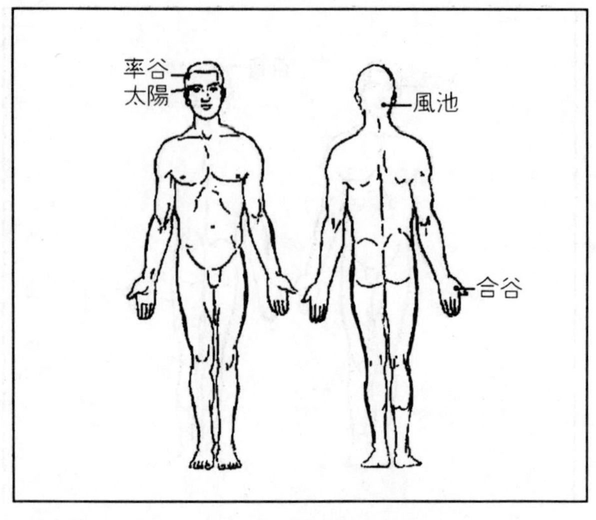

圖 2-34

【療法】⑴採用雙手掐法，掐擊患者頭部率谷、風池、太陽各穴 3 分鐘。

⑵採用單手掐法，掐擊患者合谷穴 3 分鐘。

每法均要將內氣集於拇指指端，透入穴內。

3. 風濕型：頭痛如裹，肢體困重，納呆胸悶，小便不利，大便溏薄。

【取穴】肝俞、膀胱俞、風池、太陽(圖2-35)。

【療法】⑴採用叩法，叩擊患者背部肝俞、膀胱俞 120～360 次。

⑵採用雙手掐法，掐患者頭部風池穴、太陽穴各 3 分鐘。

各法需將內氣集於指端，透入穴內。

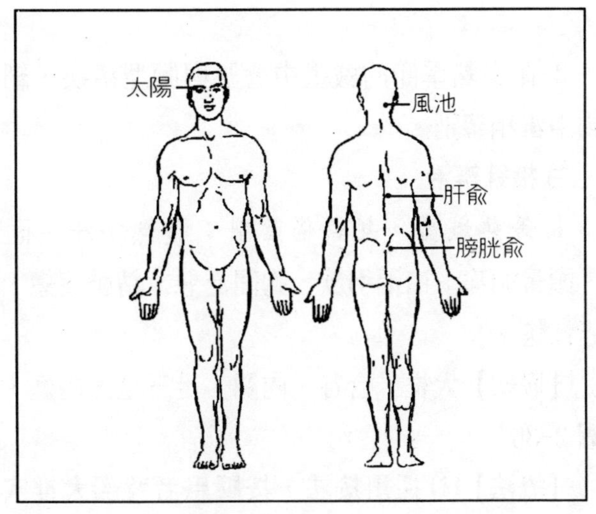

圖 2-35

十五、中　暑

㈠ 概　述

中暑是由於夏令在烈日下曝曬，或在高氣溫、高濕度的特殊環境中時間較長，所引起的一種急性疾病。本病的主要特徵是突然頭昏出汗，發熱口渴、胸悶心悸、四肢無力，甚者面然蒼白，噁心嘔吐，血壓下降，神昏抽搐。在中醫學中稱之為「中暑」「中熱」「傷暑」等。

㈡ 診斷要點

1. 在高溫環境下突然出現大量出汗，頭昏頭痛、耳鳴、胸悶、噁心、心悸口渴、體溫升高甚至昏迷抽搐。

2. 在炎熱季節的嚴重中暑應與腦型瘧疾、細菌性食物中毒相鑒別。

㈢ **指針辨治**

1. 暑熱熾盛，耗氣傷陰型：發熱多汗、面赤心煩、頭暈頭痛、口渴引飲、胸悶泛惡、精神疲憊，甚者神志恍惚。

【取穴】大椎、合谷、內關、足三里、內庭、湧泉（圖 2-36）。

【療法】⑴ 採用按法，按壓患者背部大椎穴 3 分鐘。

⑵ 用掐法，掐擊患者虎口處合谷穴、腕部內關

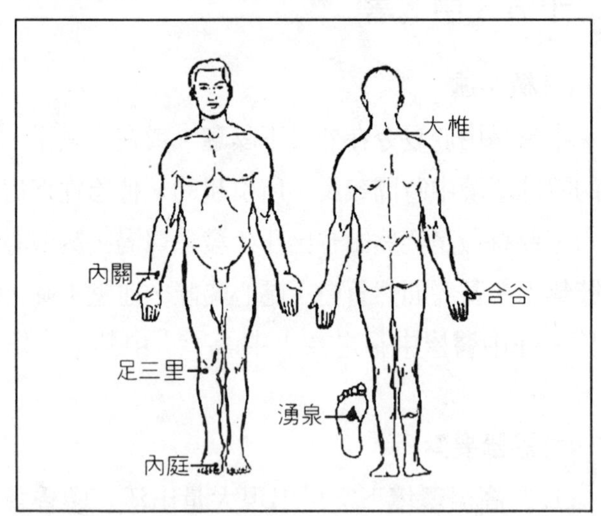

圖 2-36

穴、小腿部足三里、足部內庭、湧泉穴各 3 分鐘。

每法均需將內氣集於指端，透入穴內。

2. 暑熱燔灼，氣陰兩脫型：突然昏倒，身熱肢厥，神志不清，面色蒼白，汗出膚冷，呼吸淺促，血壓下降。

【取穴】百會、人中、素髎、氣海、關元、湧泉（圖 2-37）。

【療法】⑴ 採用按法，按壓患者頭部百會和面部人中穴各 3 分鐘。

⑵ 採用捏法，捏患者鼻部素髎穴 3 分鐘。

⑶ 採用揉按法，揉按患者腹部氣海、關元穴各 3 分鐘。

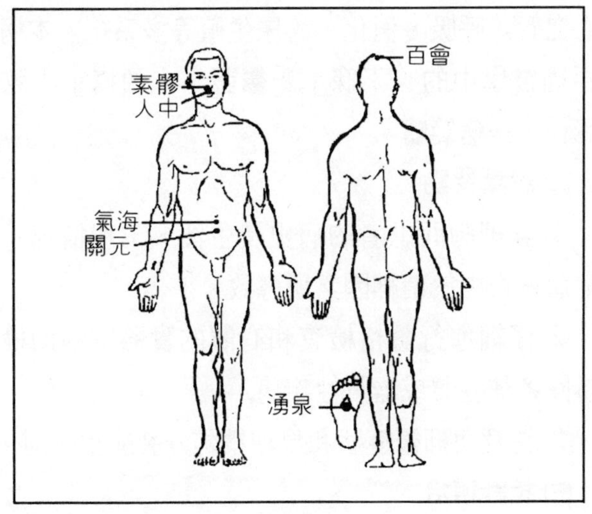

圖 2-37

⑷ 採用掐法，掐擊患者足部湧泉穴 3 分鐘。

各法均要將內氣集於指端，透入穴內。

十六、神經衰弱

㈠ 概　述

神經衰弱是由於精神憂慮或創傷、長期繁重的腦力勞動以及睡眠不足等原因引起的精神活動能力減弱。它是一種常見的神經官能症，但無器質性病變存在。患者所訴症狀涉及到許多系統和器官，除常見的失眠、多夢外，還出現頭昏頭痛、精神疲乏、健忘、情緒異常等其他神經系統症狀。由於本病患者多伴植物神經功能紊亂，因此，會出現各種內臟器官功能失調的症狀，涉及到心血管、呼吸、消化、泌尿生殖等多系統。本病可歸屬祖國醫學中的「不寐」「鬱證」「頭痛」「眩暈」「驚悸」等病範疇。

㈡ 診斷要點

1. 詳細詢問患者的病史及生活、工作情況，了解其症狀是否由於精神因素所導致。

2. 仔細進行體格檢查和有關的實驗室輔助檢查，以排除各種軀體或器質性疾病。

3. 注意與抑鬱症狀和早期精神分裂症相區別。

㈢ 指針辨治

1. 心腎不交型：心煩不寐或稍寐即醒，心悸不

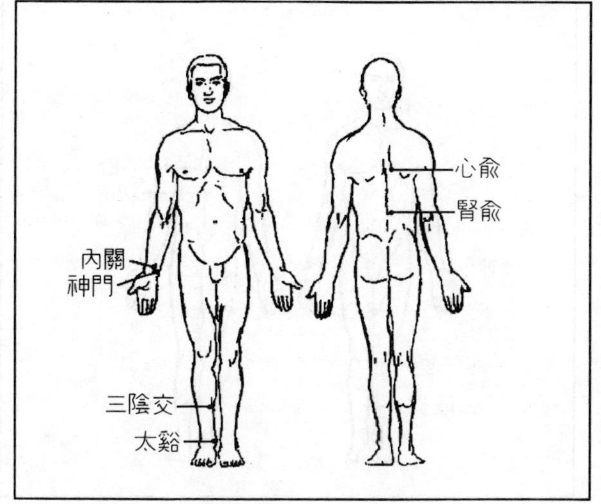

圖 2-38

安，五心煩熱，口乾津少，頭暈耳鳴，健忘，腰酸膝軟，遺精。

【取穴】心俞、腎俞、內關、神門、三陰交，太谿（圖 2-38）。

【療法】⑴採用叩法，叩擊患者背部心俞、腎俞穴各 120～360 次。

⑵採用掐法，掐擊患者腕部內關、神門穴，小腿部三陰交，踝部太谿穴各 3 分鐘。

各法要將內氣集於指端，透入穴內。

2. 心脾兩虛型：失眠、多夢易醒，醒後難以入睡、心悸健忘，飲食無味或腹脹便溏，倦怠乏力，面色萎黃無華。

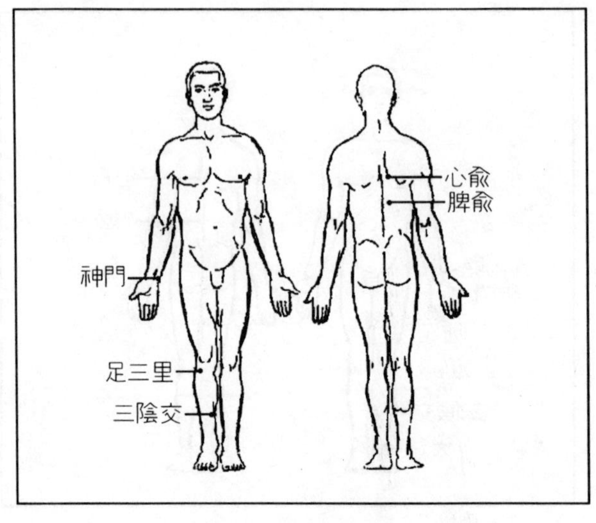

圖 2-39

【取穴】心俞、脾俞、足三里、三陰交、神門（圖2-39）。

【療法】⑴用叩法，叩擊患者背部心俞、脾俞各120～360次。

⑵用按法，按壓患者小腿部足三里、三陰交穴各3分鐘。

⑶用掐法，掐擊患者腕部神門穴3分鐘。

每法均要將氣集於指端，透入穴內。

十七、面神經炎

㈠ 概　述

本病是指莖乳突孔內急性非化膿性的面神經炎，引起周圍性面神經麻痺，其基本特徵為病側面部肌肉運動障礙、口眼歪斜等。常在受涼、冷風吹後起病。本病屬於中醫學的「口眼歪斜」「中風」的範疇。

㈡ 診斷要點

1. 常在受涼、受潮、冷風吹後發病。

2. 突然起病，往往在晨起洗漱時發現口角漏水，或進食時食物存積於齒頰間。

3. 病側閉目不全，淚液外溢，皺額、蹙眉不能，鼻唇溝平坦，嘴歪向健側，面肌運動時，患側向健側的牽引更為明顯，鼓腮、吹口哨不能，舌前 2/3 味覺障礙。

㈢ 指針辨治

1. 風痰阻絡型：突然口眼歪斜，常伴惡寒發熱、頭項強痛。

【取穴】風池、頰車、下關、陽白、合谷、足三里、三陰交（圖 2-40）。

【療法】⑴ 採用雙手掐法，掐擊患者頭部風池穴、面部頰車穴、下關穴、陽白穴各 1～3 分鐘。

⑵ 採用單手掐法，掐擊患者虎口處合谷穴 3 分鐘。

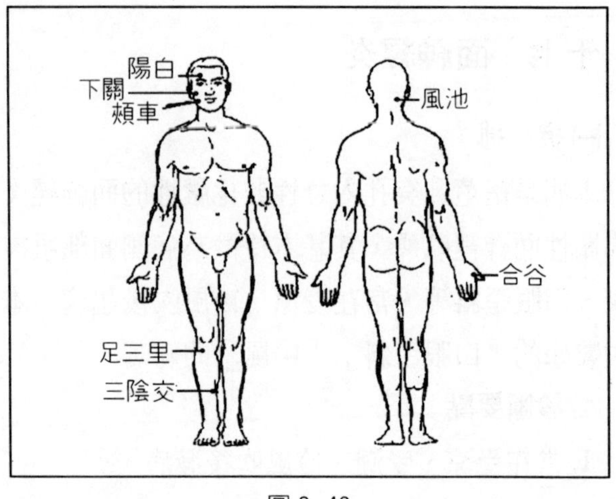

圖 2-40

⑶ 採用叩法，叩擊患者足三里、三陰交穴各120～360 次。

每法均將內氣集於手指，透入穴內。

2. 氣虛風襲，痰瘀阻絡型：口眼歪斜日久，面肌鬆弛，面色皓白或晦暗，自汗惡風，或目泡虛浮，面頰麻木，或筋惕內瞤，面肌抽動，舌質淡胖帶瘀點。

【取穴】風池、迎香、合谷、太衝（圖 2-41）。

【療法】⑴ 採用雙手掐法，掐擊患者頭部風池穴 3 分鐘。

⑵ 採用單手捏法，捏患者鼻部迎香穴 3 分鐘。

⑶ 採用單手掐法掐擊患者虎口部合谷穴、足部太衝穴各 3 分鐘。

每法均要將內氣集於掌指，透入穴內。

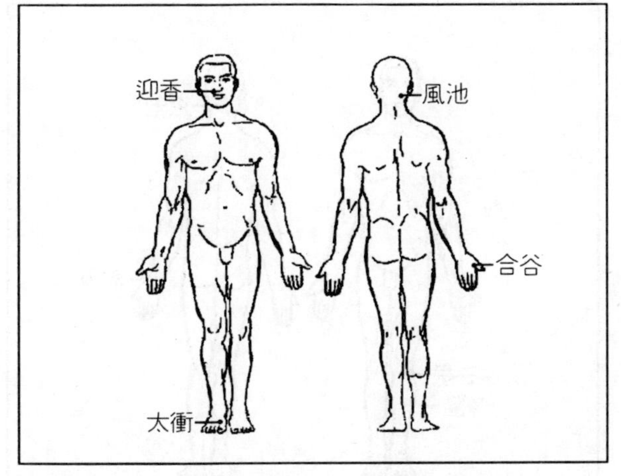

圖 2-41

十八、三叉神經痛

㈠ 概　述

本病是指三叉神經分支範圍內反覆出現陣發性短暫劇烈疼痛、感覺缺失等神經功能障礙。常於 40 歲後起病，女性多見。

疼痛多侷限於三叉神經感覺供應區內，通常多發生於第二支與第三支，單發於第一支者較少見。常因說話、咀嚼、刷牙或觸摸面部某一區域而誘發，這種刺激誘發點稱為「扳機點」或「觸發點」，是診斷本病的重要依據。病程較長，頗為頑固。

㈡ 診斷要點

驟然發作，劇烈疼痛，嚴格限於三叉神經感覺支配

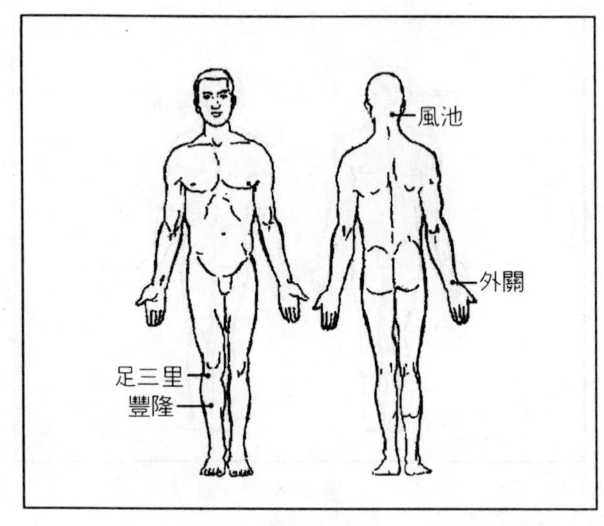

圖 2-42

區內，通常以上頜支或下頜支多見，多累及一側，疼痛如刀割或電擊，常伴同側面部肌肉抽搐，每次發作僅數秒鐘或1～2分鐘左右，去來突然。

㈢ **指針辨治**

1. 風寒阻絡型：面頰劇痛，時作時止，遇寒則劇，惡風無汗，口中和。

【取穴】風池、外關、豐隆、足三里(圖2-42)。

【療法】⑴ 採用雙手掐法，掐擊患者頭部風池穴3分鐘。

⑵ 採用單手掐法，掐擊患者腕部外關穴、腿部豐隆穴、足三里穴各3分鐘。

每法均需將氣集於指端，將內氣透入穴內。

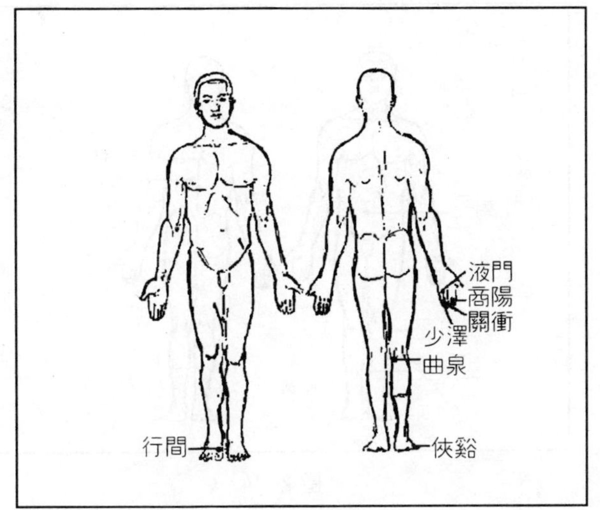

圖 2-43

2. 肝鬱化火型：面頰灼痛，遇風加重，目赤，口苦咽乾，心煩易怒，胸肋滿悶，尿黃便結。

【取穴】液門、行間、俠谿、曲泉、商陽、關衝、少澤（圖 2-43）。

【療法】⑴ 採用單手捏法，捏擊患者手部液門穴、腳部行間、俠谿穴各 3 分鐘。

⑵ 採用單手掐法掐擊患者膝部曲泉穴、手指部商陽穴、關衝穴、少澤穴各 3 分鐘。

每法均將內氣集於指端，透入穴內。

3. 胃火上擾型：面部灼痛，面紅潮熱，前額脹痛，口渴喜冷飲，口臭，口瘡，便秘。

【取穴】胃俞、膈俞、關元、三陰交、足三里（圖

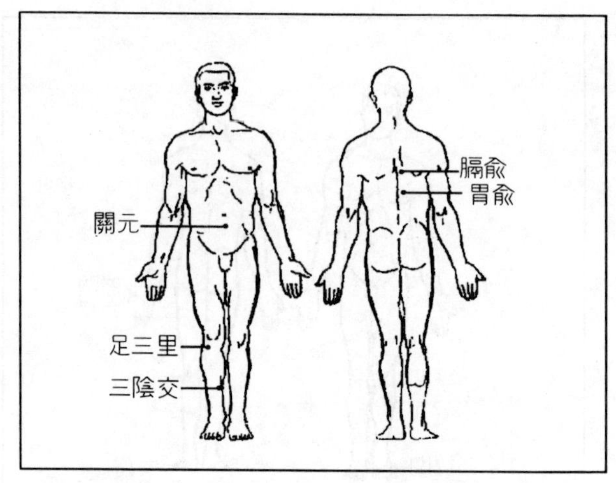

圖 2-44

2-44）。

【療法】⑴ 採用叩法，叩擊患者背部胃俞、隔俞各 120～360 次。

⑵ 採用按法按壓患者腹部關元穴 3 分鐘。

⑶ 採用掐法，掐擊患者腿部三陰交穴、足三里穴各 3 分鐘。

每穴均需將內氣集於指端，透入穴內。

十九、肋間神經痛

㈠ 概　述

本病是指一支或幾支肋間神經支配區的發作性疼痛。疼痛常因咳嗽、打噴嚏或深呼吸時所激發，疼痛劇烈，並可沿肋間放散到同側肩部和胸背部、上腹部等。

本病屬於中醫學「胸脇痛」範疇。

㈡ **診斷要點**

1. 沿肋骨部肋間神經分布區的疼痛，相應皮膚區的感覺過敏及骨邊緣的壓痛，並有固定痛點。

2. 有時可伴帶狀疱疹。

㈢ **指針辨治**

1. 肝氣鬱結，絡脈不利型：脇痛以脹為主，或為刺痛，痛無定處，每隨情志的變化而增減，胸悶不舒，好嘆息，甚至腹部脹滿，飲食減少。

【取穴】肝俞、內關、丘墟、陽陵泉(圖2-45)。

【療法】⑴ 採用叩法，叩擊患者背部肝俞穴 120～360 次。

⑵ 採用掐法，掐擊患者腕部內關、足部丘墟、腿

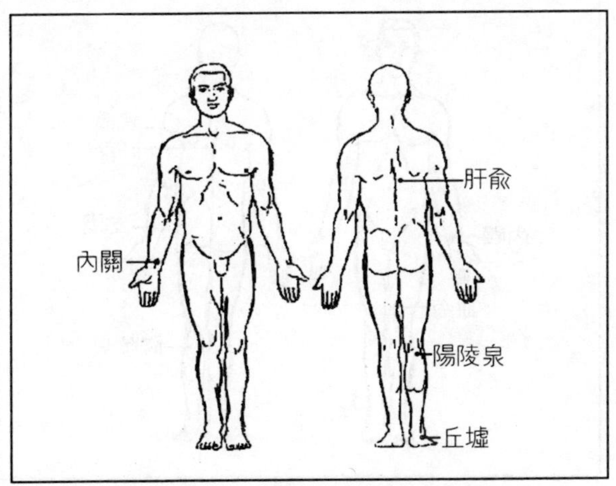

圖 2-45

部陽陵泉穴各 3 分鐘。

每法均需將內氣集於指端，透入穴內。

2. 瘀血阻絡、經氣阻塞型：脇肋疼痛如刺，痛處固定不變，持續疼痛並陣發性加重，入夜尤甚，或由外傷而起，或見脇下腫塊。

【取穴】膈俞、肝俞、血海、內關、陽陵泉、支溝（圖 2-46）。

【療法】⑴ 採用按法，按壓患者背部隔俞、肝俞和腿部血海穴各 1～3 分鐘。

⑵ 採用掐法，掐擊患者腕部內關穴、腿部陽陵穴、腕部支溝穴各 1～3 分鐘。

每法均需將內氣集於指端，透入穴內。

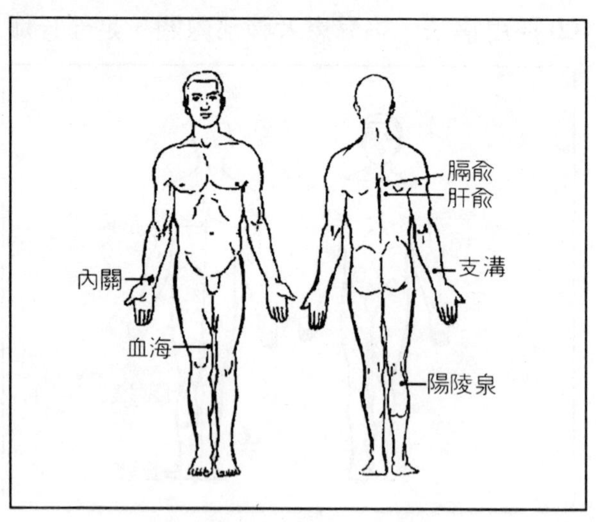

圖 2-46

二十、坐骨神經痛

㈠ 概　述

本病是指在坐骨神經通路及其分布區內的疼痛。坐骨神經痛可分為坐骨神經炎的原發性和由其鄰近結構病變影響而引起的繼發性兩類。就受損部位而言，可分為根性和乾性兩種。坐骨神經痛的病因複雜，目前還不很明確。本病一般屬於中醫學「痺症」的範疇。

㈡ 診斷要點

1. 典型的疼痛分布部位，由腰部沿臀部向大腿後側、小腿後外側遠端放射，彎腰或活動下肢、咳嗽、大便時則加重。疼痛為鈍痛、刺痛或燒灼感，持續性並陣發性加劇。

2. 病人平臥，先將患肢膝關節伸直後，再將下肢慢慢抬高，患者後側發生同主訴症狀相似的疼痛。

㈢ 指針辨治

1. 寒濕留著型：腰腿疼痛劇烈，沿經脈上下走竄，屈伸不便。或自覺一身沉重，腰腿部重著、強硬，酸痛交作，伴有小腿外側及足背肌膚不仁，喜暖畏寒，遇冷痛甚。

【取穴】腰陽關、命門、秩邊、環跳、陽陵泉、太衝（圖 2-47）。

【療法】⑴ 採用按法，按壓患者腰臀部腰陽關

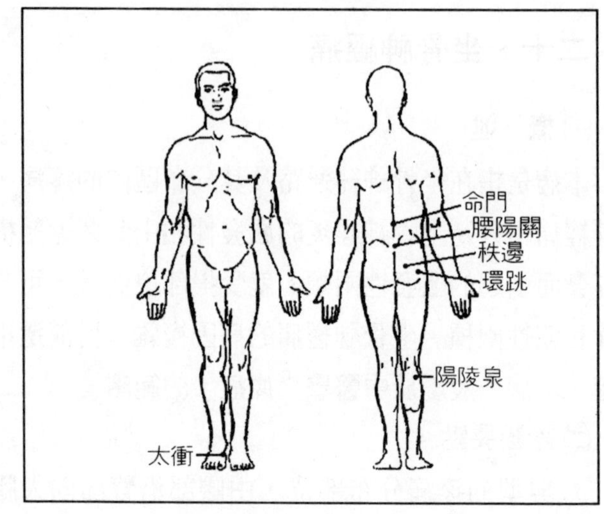

圖 2-47

穴、命門穴、秩邊穴、環跳穴各 1～3 分鐘。

⑵ 採用掐法，掐擊患者腿部陽陵泉、足部太衝穴各 3 分鐘。

每法均需將內氣集於指端，透入穴內。

2. 瘀血阻滯型：多有腰部外傷史，或腰腿疼痛經久不癒，痛如針刺、刀割，連及髀樞或腿股，不能俯仰，轉側不利，入夜每疼痛加重。

【取穴】隔俞、環跳、風市、委中、飛揚（圖 2-48）。

【療法】⑴ 採用按法，按壓患者膈俞、臀部環跳穴、大腿部風市穴、腰部委中穴各 1～3 分鐘。

⑵ 採用掐法，掐擊患者小腿部飛揚穴 1～3 分鐘。

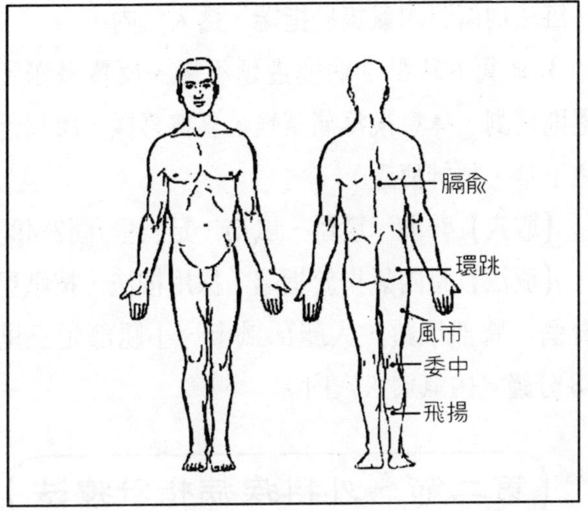

圖 2-48

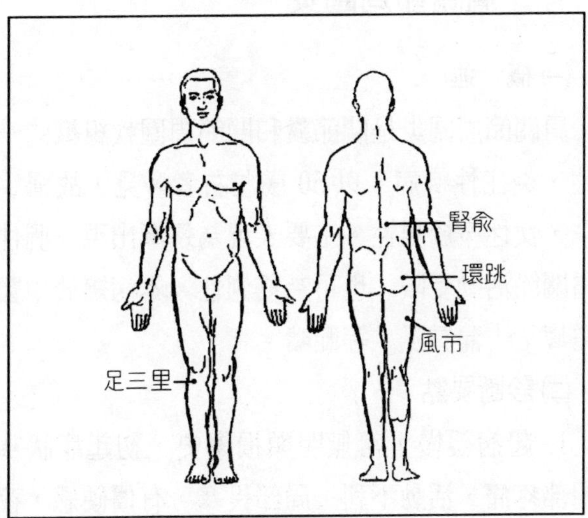

圖 2-49

每法均需將內氣集於指端，透入穴內。

3. 正氣不足型：病變遷延不癒，反覆發作，每遇勞累則痛劇，休息後疼痛減輕，喜按喜揉，腰腿乏力，面色不華，精神疲乏。

【取穴】腎俞、環跳、風市、足三里(圖2-49)。

【療法】將內氣集於指端，採用按法，按壓患者腰部腎俞、臀部環跳、大腿部風市、小腿部足三里穴各1～3分鐘，內氣透入穴內。

第二節　外科疾病指針療法

一、肩關節周圍炎

(一) 概　述

肩關節周圍炎是關節囊和關節周圍軟組織的一種退行性、炎症性疾病，以50歲左右者多見，故稱「五十肩」，女性多於男性。主要表現為逐漸出現一側性肩痛和肩關節活動受限，也可為雙側性。本病屬於中醫學的「肩痺」「漏肩風」等範疇。

(二) 診斷要點

1. 起病緩慢，常無明顯損傷史，初起症狀為經常性肩部疼痛，活動不利，局部畏寒，有僵硬感，夜間疼痛加重。

2. 肩部活動受限，不能摸褲帶、背、頭，甚至不能洗臉等。疼痛不休，有時向頸項及手部放射。

㈢ 指針辨治

1. 經絡空虛、風寒外襲型：肩部漫痛，日輕夜重，舉臂及後轉時疼痛加劇，活動受限，局部畏寒，得溫痛減。

【取穴】肩髃、肩髎、肩井、曲池、外關（圖2-50）。

【療法】⑴ 採用按法，按壓患者肩部肩　穴、肩　穴、肩井穴各1～3分鐘。

⑵ 採用掐法，掐擊患者肘部曲池穴、腕部外關穴各1～3分鐘。

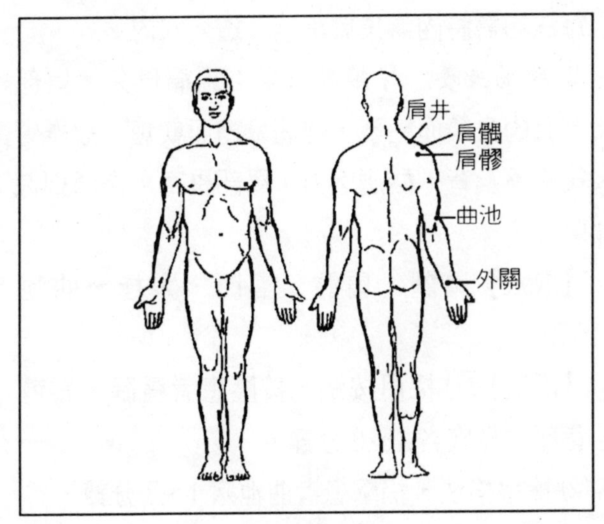

圖 2-50

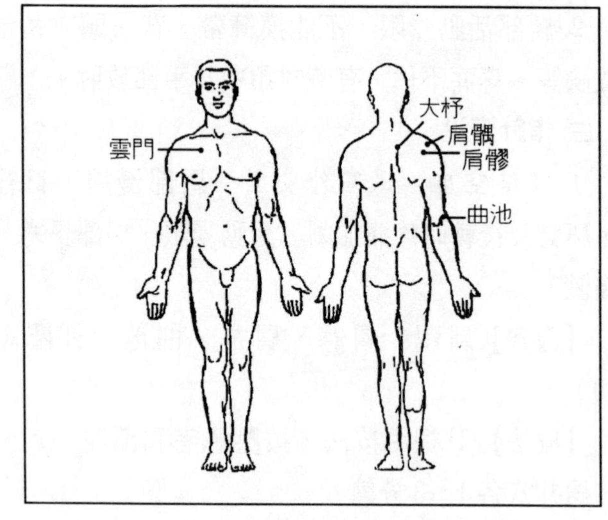

圖 2-51

每法均需將內氣集於指端，透入穴內。

2. 經筋失養、攣縮軟短型：肩痛日久，肩部經筋失養，肌肉失榮而枯萎，經筋攣縮而軟短，故舉臂不及頭，後旋不及背，酸痛乏力，局部畏寒，得溫則減，受涼加劇。

【取穴】肩髃、肩髎、雲門、大杼、曲池（圖 2-51）。

【療法】⑴ 採用按法，按壓患者肩髃、肩髎、雲門、背部大杼穴各 1～3 分鐘。

⑵ 採用掐法，掐擊患者曲池穴 1～3 分鐘。

每法均需將內氣集於指端，透入穴內。

二、頸肩肌筋膜炎

㈠ 概　述

本病指肌筋膜炎發生於頸肩部位。發病原因多與鏈球菌感染或寄生蟲感染及頸肩部感受風寒、慢性勞損等因素有關。主要症狀為頸肩部疼痛，活動受限，屬於中醫學「頸項痛」「背痛」的範疇。

㈡ 診斷要點

1. 一側或雙側頸肩部疼痛或麻木，活動受限。常因頸肩部過勞或受寒而誘發或加劇。

2. 有鏈球菌感染史或頸肩部慢性勞損史。

3. 頸肩部肌肉輕度萎縮；有時可觸到肌膜結節，重壓有酸痛感。

㈢ 指針辨治

1. 風寒侵絡型：頸肩酸痛連背，活動受限，遇寒加重，得熱則舒。

【取穴】百勞、肩外俞、風門、秉風、天宗（圖2-52）。

【療法】將內氣集於指端，採用按法，按壓患者頸肩背部百勞、肩外俞、風門、秉風、天宗各穴1～3分鐘，內氣透入穴內。

2. 氣血瘀滯型：頸項連肩痛如錐刺，顧盼不利，麻木不仁，遇寒或勞累則甚。

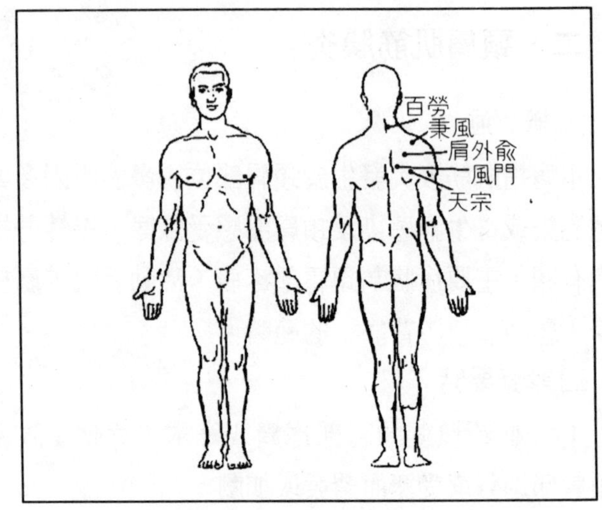
百勞
秉風
肩外俞
風門
天宗

圖 2-52

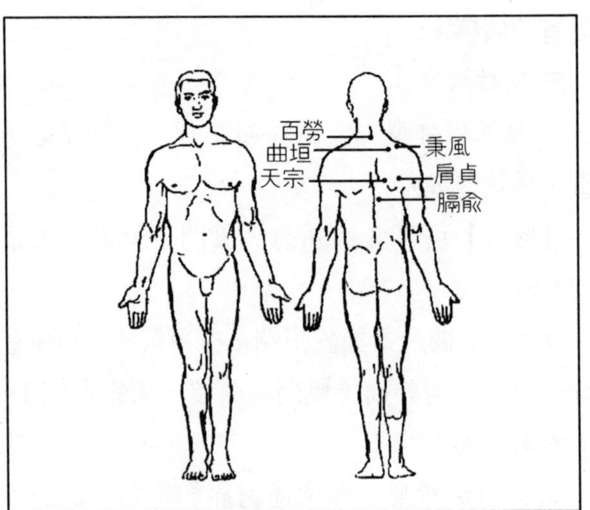
百勞
曲垣
天宗
秉風
肩貞
膈俞

圖 2-53

【取穴】百勞、曲垣、秉風、天宗、肩貞、膈俞（圖 2-53）。

【療法】將內氣集於指端，採用按法，按壓患者肩背部百勞、曲垣、秉風、天宗、肩貞、膈俞各穴 1～3 分鐘，並將內氣透入穴內。

三、岔　氣

㈠ 概　述

岔氣是由於強力舉重、用力過猛或搬扛重物用力不當，或擠壓，或因身體扭轉，或咳嗽時發生氣機失調，或胸部一種姿勢長時間扭屈。本病屬於中醫學「胸痛」的範疇。

㈡ 診斷要點

有損傷史，深呼吸、咳嗽、轉動胸部時疼痛劇烈。

㈢ 指針辨治

【取穴】阿是穴。

【療法】將內氣集於指端，採用揉按法，揉按阿是穴 3 分鐘，並將內氣透入穴內。

四、落　枕

㈠ 概　述

本病指急性單純性頸項強痛、活動受限的一種病症。多見於成年人，兒童少患，冬春兩季發病較多。是由頸部扭傷或睡眠姿勢不當、枕頭高低不適或局部感受風寒，使頸部骨節肌肉遭受長時間的過分牽拉而發生痙攣所致。

㈡ **診斷要點**

1. 局部有壓痛，有時可觸到肌筋膜結節，重壓有酸痛感。

2. 頭部傾向患側，轉頭時常與上身同時轉動，以腰部活動代償頸部活動。

㈢ **指針辨治**

【取穴】風池、大椎、懸鍾、崑崙、落枕（圖2-54）。

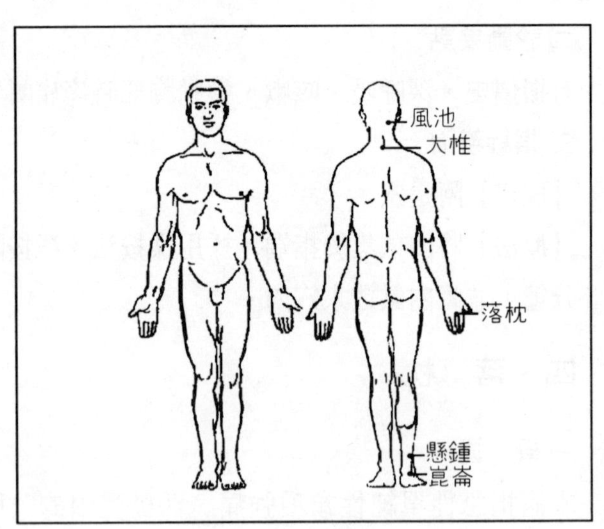

圖 2-54

【療法】⑴ 採用雙手掐法，掐擊患者頭部風池穴 3 分鐘。

⑵ 採用按法，按壓患者大椎、腿部懸鍾、踝部崑崙穴各 3 分鐘。

⑶ 採用單手掐法，掐擊患者掌部落枕穴 3 分鐘。

每法均需將內氣集於指端，透入穴內。

五、頸椎病

㈠ 概 述

頸椎病又稱頸椎綜合徵。病變主要累及頸椎骨、椎間盤和周圍纖維結構，伴有明顯的脊神經根和脊髓變性。主要症狀有頭、頸、臂、手及前胸等部位的疼痛，並可能進行性肢體感覺及運動功能障礙，最後可導致四肢癱瘓。好發於 40 歲以上的成人，男性多於女性。本病屬於中醫學「骨痺」「陰痺」或「肩背痛」等病證範疇。

㈡ 診斷要點

1. 起病結慢，年齡多在 40 歲以上。

2. 疼痛呈持續性，可發生於頸後，雙肩、肩胛、面、上臂、全上肢或胸臂等，有時出現感覺減退。

3. 脊髓受壓時，下肢麻木失靈，可能出現椎體受累症狀，病理反射陽性。

4. 椎動脈受壓時，出現頭暈、噁心、嘔吐、四肢麻木，甚則猝倒。

5.交感神經紊亂時，出現頭痛、枕痛、頭暈、頭脹、視物模糊、耳鳴、耳聾、手麻發涼，甚則心律不齊等。

㈢ 指針辨治

1.勞傷筋骨、氣滯血瘀型：有外傷史及久坐垂首職業者，頸項、肩臂疼痛，甚而放射至前臂，手指麻木，勞累後加重，頸部僵直或腫脹。肩胛上下窩及肩頭有壓痛。頸部活動不利。

【取穴】大椎、百勞、臑俞、肩髃、肩井、養老、阿是穴（圖 2-55）。

【療法】⑴採用按法，按壓患者大椎、百勞、臑

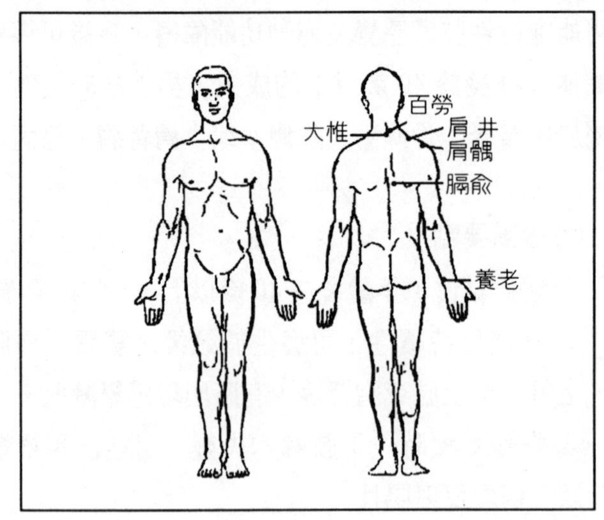

圖 2-55

俞、肩髃、肩井、阿是穴各 3 分鐘。

⑵ 採用掐法，掐擊患者腕部養老穴 3 分鐘。

每法均需將內氣集於指端，透入穴內。

2. 風寒外襲、經脈拘急型：夜寐露肩，或久臥濕地而致頸強脊痛，肩臂酸楚，遇寒加重，頸項活動受限，甚而手臂麻木發冷，或伴形寒怕冷、全身酸楚。

【取穴】大椎、風門、肩井、風池、阿是穴、外關（圖 2-56）。

【療法】⑴ 採用按法，按壓患者背部大椎、風門，肩部肩井，頭部風池及阿是穴各 3 分鐘。

⑵ 採用掐法，掐患者腕部外關穴 3 分鐘。

每法均需將內氣集於指端，透入穴內。

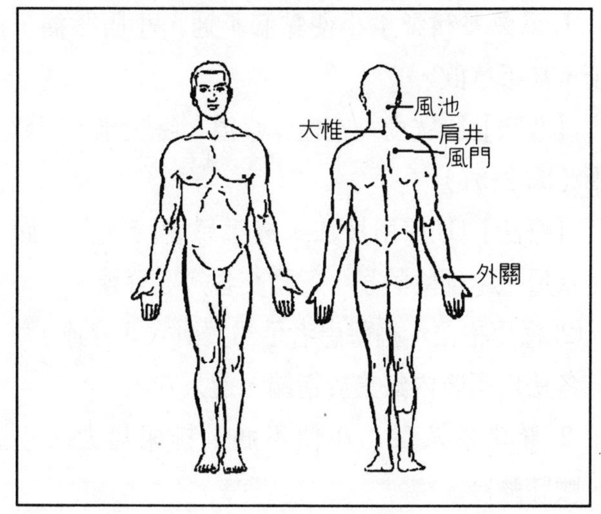

圖 2-56

六、急性尿瀦留

㈠ 概　述

尿液不能暢通排出致使膀胱內瀦留大量尿液，稱為尿瀦留。本病常突然發生或在慢性排尿困難的基礎上突然加重。主要表現為下腹脹痛，有強烈尿意，但不能排出。本病屬於中醫學「癃閉」範疇。

㈡ 診斷要點

1. 發病突然，膀胱區脹痛，有強烈尿意，但不能排出。

2. 下腹部膨隆，會觸及脹滿之膀胱。

㈢ 指針辨治

1. 濕熱蘊積型：小便點滴不通，小腹脹痛，口乾口苦，渴不欲飲。

【取穴】膀胱俞、中極、水道、陰陵泉、三陰交、太衝（圖 2-57）。

【療法】⑴ 採用按法，按壓患者膀胱俞，腹部中極、水道，腿部陰陵泉、三陰交各穴 3 分鐘。

⑵ 採用掐法，掐擊患者足部太衝穴 3 分鐘。

各法均需將內氣集於指端，透入穴內。

2. 腎陽不足型：小便不通，排尿無力，小腹作脹，腰膝酸冷。

【取穴】腎俞、三焦俞、太谿、氣海、中極、三陰

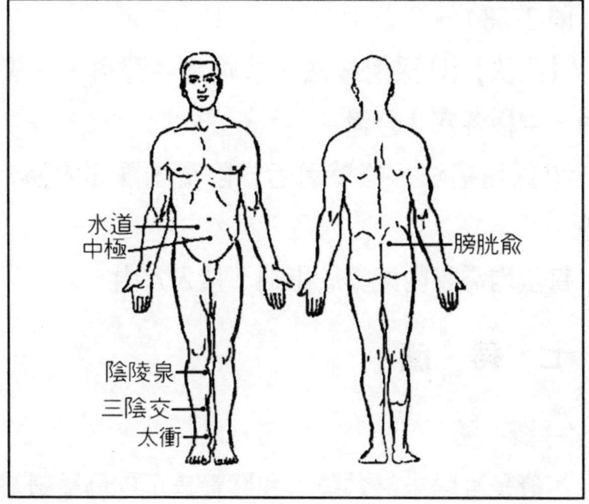

圖 2-57

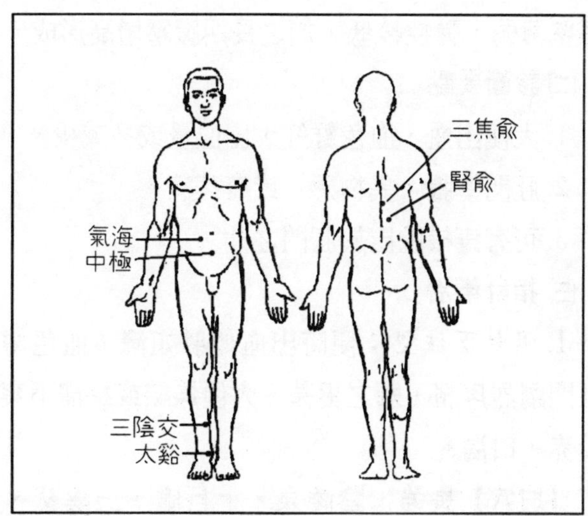

圖 2-58

交（圖 2-58）。

【療法】⑴ 採用按法，按壓患者腎俞、三焦俞、氣海、中極各穴 3 分鐘。

⑵ 採用掐法，掐擊患者三陰交、踝部太谿穴各 3 分鐘。

每法均需將內氣集於指端，透入穴內。

七、痔　瘡

㈠ 概　述

痔瘡是直腸末端黏膜下和肛管皮下的靜脈叢發生擴大、曲張所形成的柔軟靜脈團。本病多見於成年人。本病發病率高，常有「十人九痔」之說。是因肛門、直腸靜脈壁薄弱，彈性較低，加之長期腹壓增高形成。

㈡ 診斷要點

1. 大便出血，血色鮮紅，出血量或多或少。

2. 肛門墜脹，異物感，或有疼痛。

3. 可有痔核脫出於肛門之外。

㈢ 指針辨治

1. 濕熱下注型：便時出血如射如滴，血色污濁，或肛門劇烈疼痛，觸之更甚，大便燥結或黏滯不爽，小便黃赤，口渴。

【取穴】長強、陰陵泉、上巨虛、三陰交、二白（圖 2-59）。

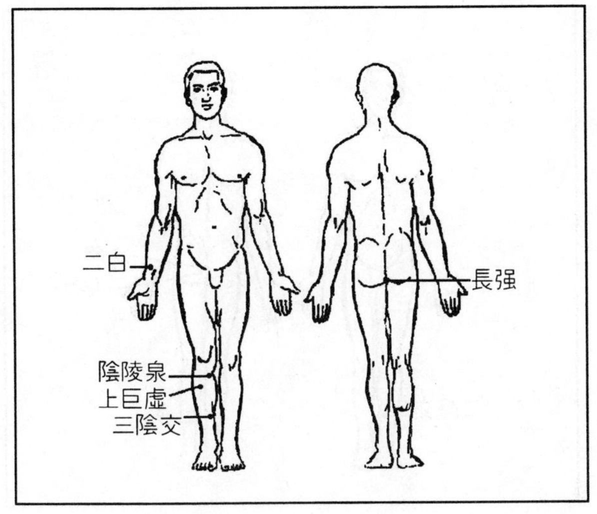

圖 2-59

【療法】⑴採用按法，按壓患者臀部長強穴、腿部陰陵泉、上巨虛穴各 3 分鐘。

⑵採用掐法，掐擊患者腿部三陰交，腕上部二白穴各 3 分鐘。

每法均需將內氣集於指端，透入穴內。

2. 氣滯血瘀型：便前或便後，便血鮮紅，量多或量少，或肛門驟然劇痛，觸之益甚。

【取穴】白環俞、次髎、承山、三陰交（圖 2-60）。

【療法】將內氣集於指端，採用按法，按壓白環俞、次髎，腿部承山、三陰交穴各 3 分鐘，並將內氣透入穴內。

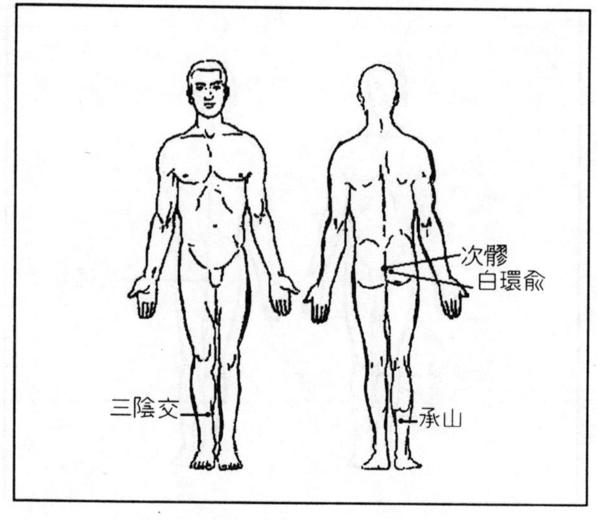

圖 2-60

八、急性腰扭傷

(一) 概　述

本病是指腰部肌肉、筋膜、韌帶、關節囊軟組織的急性損傷。多數患者有明顯的腰部突然遭受間接外力損傷史。腰部劇烈疼痛，活動受限，腰不能挺直，俯仰、轉側均感困難，咳嗽、打噴嚏或腰部活動時加重。腰部僵硬，可有明顯壓痛點，按之痛劇。

(二) 診斷要點

1. 有明顯的突然遭受間接外力損傷史。
2. 劇烈腰痛，不能直腰，彎腰行動困難。
3. 腰部僵硬，有壓痛點。

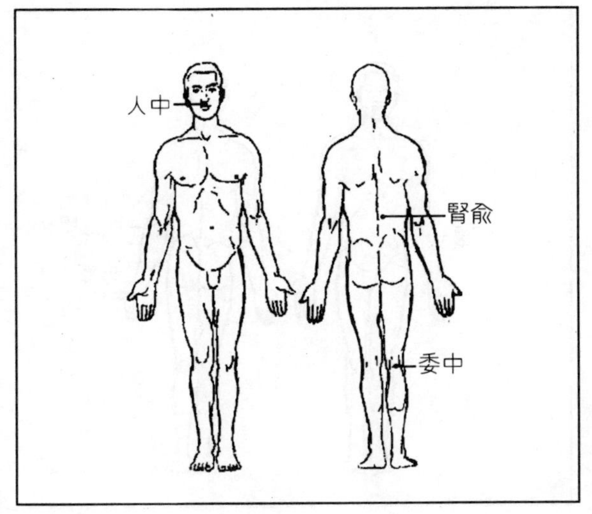

圖 2-61

㈢ 指針辨治

【取穴】腎俞、委中、人中、阿是穴(圖2-61)。

【療法】將內氣集於指端，採用按法，按壓患者腎俞，膝部委中，面部人中及阿是穴各 3 分鐘，並將內氣透入穴內。

九、肘關節扭傷

㈠ 概　述

肘關節扭傷是因肘關節周圍的筋膜、肌肉、韌帶遭受過度扭曲或牽拉所引起的損傷。主要表現為肘部腫脹疼痛，屈伸困難，活動受限，局部有明顯壓痛。多因跌仆、托物時過度用力所致。

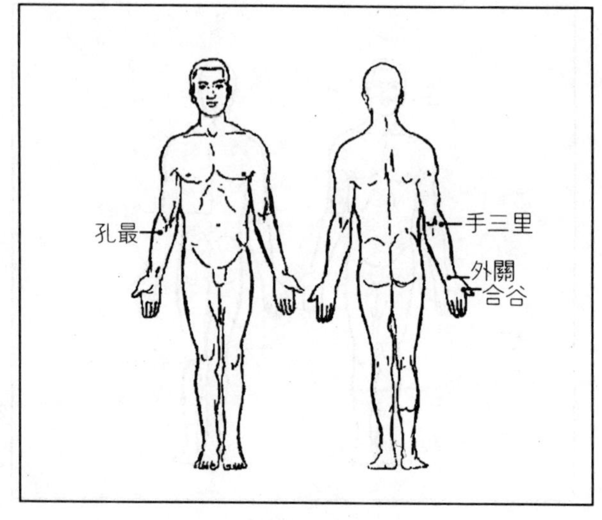

圖 2-62

㈡ **診斷要點**

1. 有明顯的突然遭受外力損傷史。

2. 劇烈肘痛，不能伸屈、轉動。

3. 肘部有壓痛點。

㈢ **指針辨治**

【取穴】合谷、外關、手三里、孔最（圖 2-62）。

【療法】將內氣集於指端，採用掐法，掐擊患者合谷、外關、手三里、孔最穴各 3 分鐘，並將內氣透入穴內。

十、腕關節扭傷

㈠ 概　述

腕關節扭傷是因腕關節周圍的筋膜、肌肉、韌帶遭受過度扭曲或牽拉所引起的損傷。表現為腕部腫脹疼痛、腕屈伸乏力、活動受限、局部有明顯壓痛。

㈡ 診斷要點

1. 腕部有過度背伸、掌屈及旋轉史。
2. 腕部腫脹疼痛，屈伸受限。
3. 腕部有明顯的壓痛。

㈢ 指針辨治

【取穴】外關、內關、後谿、合谷、曲池（圖 2-63）。

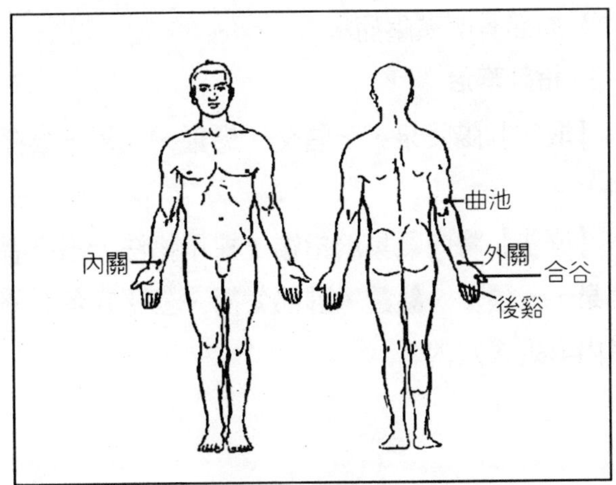

圖 2-63

【療法】將內氣集於指端，採用掐法，掐擊患者外關、內關，掌部後谿、合谷，肘部曲池穴各 3 分鐘，並將內氣透入穴內。

十一、踝關節扭傷

㈠ 概　述

踝關節扭傷是因踝關節周圍的筋膜、肌肉、韌帶遭受過度扭曲或牽拉引起的損傷。表現為踝部腫脹疼痛、行走困難、活動受限、局部有明顯壓痛。

㈡ 診斷要點

1. 有明顯的受傷史。

2. 踝部有明顯的腫脹疼痛，行走困難，活動受限。

3. 局部有明顯壓痛。

㈢ 指針辨治

【取穴】陽陵泉、三陰交、懸鍾、太衝、公孫（圖 2-64）。

【療法】將內氣集於指端，採用掐法，掐患者腿部陽陵泉、三陰交、懸鍾，腳部太衝、公孫穴各 3 分鐘，並將內氣透入穴內。

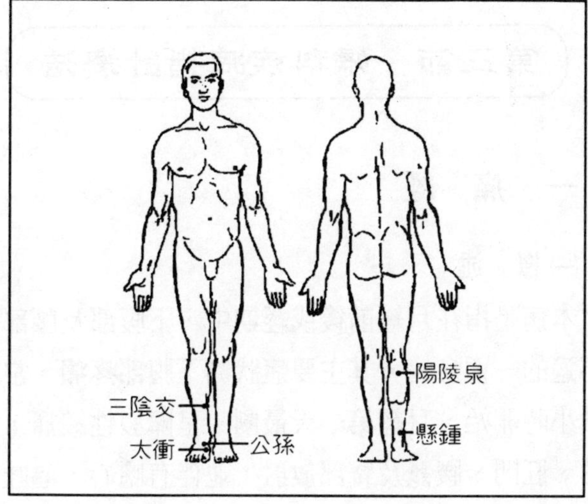

圖 2-64

第三節　婦科疾病指針療法

一、痛　經

㈠ 概　述

本病是指在月經前後或經期中，下腹部及腰部疼痛或不適的一種疾病。其主要症狀為下腹部疼痛。常在經前數小時開始，月經第一天最劇，呈陣發性絞痛，可向外陰、肛門、腰骶及臀部放射，並伴有噁心、嘔吐、腹瀉、頭痛、尿頻等症狀，一般 2～3 日後緩解，嚴重者會出現昏厥和虛脫。

㈡ 診斷要點

1. 一般於月經來潮前或僅見少量經血時開始陣發性絞痛、脹痛或墜痛，常痛引腰骶，逐漸或迅速加劇，歷時數小時至兩三天不等。

2. 伴有噁心、嘔吐、腹瀉、尿頻、尿急、肛門墜脹、頭痛頭暈甚至暈厥虛脫等。

㈢ 指針辨治

1. *氣滯血瘀型*：經前或經期小腹脹痛或陣發性絞痛，放射到腰部或骶部；月經後期，色紫紅或紫黑，有血塊及腐肉樣片狀物，經行淋瀝不暢。

【取穴】氣海、太衝、地機、三陰交、腰陽關（圖

2-65）。

【療法】⑴採用按法，按壓患者氣海穴3分鐘。

⑵採用掐法，掐擊患者腳部太衝，腿部地機、三陰交穴各3分鐘。

每法均需將內氣集於指端，透入穴內。

2.寒濕凝滯型：經前或經期小腹絞痛，並有冷感，以手按之則疼痛加劇，給予局部溫熱刺激則痛減，月經後期，量少，行而不暢，色紫黑有塊，會伴有形寒、肢冷、關節酸痛。

【取穴】關元、大赫、腎俞、次髎、三陰交（圖2-66）。

【療法】將內氣集於指端，採用按法，按壓患者腹

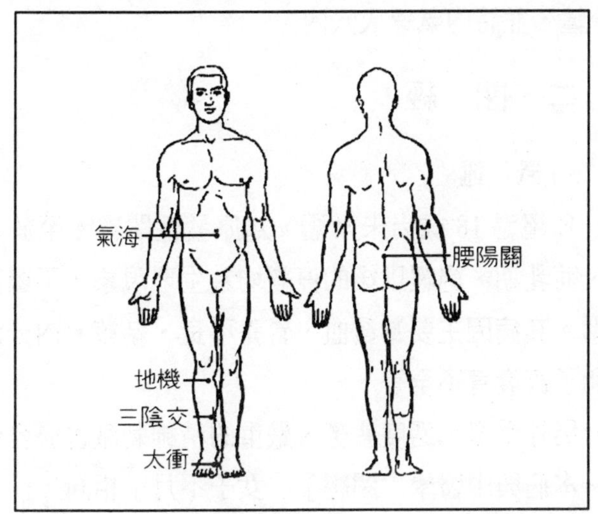

圖2-65

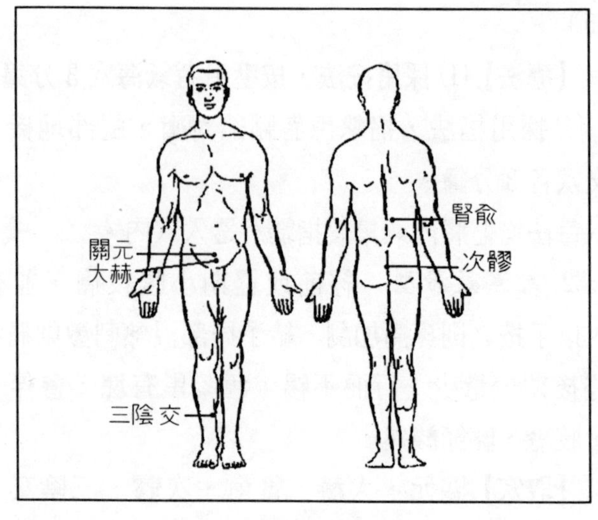

圖 2-66

部關元、大赫，腰部腎俞、臀部次髎、腿部三陰交各穴 3 分鐘，並將內氣透入穴內。

二、閉　經

㈠ 概　述

凡超過 18 歲尚未來潮，為原發性閉經。至於妊娠期、哺乳期、絕經以後的停經均為生理現象，不屬閉經範圍。其病因主要為貧血、營養不良、結核、內分泌失調和子宮發育不全等。

另外受寒、過度疲勞、嚴重的精神刺激也會發生閉經。本病與中醫學「閉經」「女子不月」相同。

㈡ **診斷要點**

1. 女子年逾 18 周歲，月經未至或正常月經週期建立後，又停經三個月以上。

2. 有失血、多產、產勞、七情所傷、感受寒濕等病史。

㈢ **指針辨治**

1. 腎陰虧損型：月經初潮較遲，量少，色紅或淡，漸至閉經。形體消瘦，面色晦暗，頭暈耳鳴，腰膝酸軟，心煩不寐，皮膚乾燥。

【取穴】腎俞、氣海、志室、三陰交、太谿（圖 2-67）。

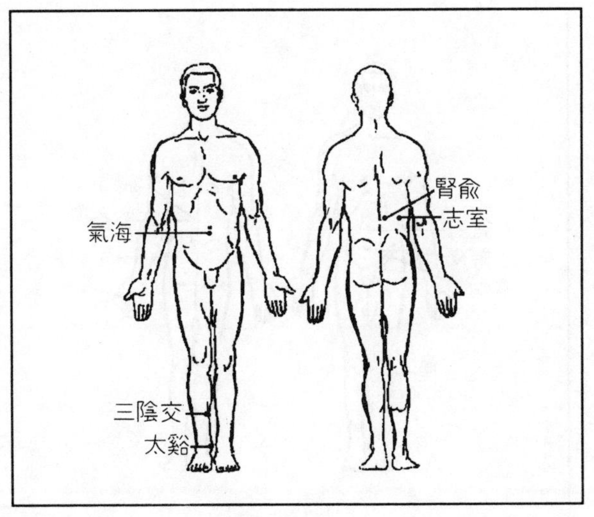

圖 2-67

【療法】⑴ 採用按法，按壓患者腎俞、氣海、志室、三陰交各穴 3 分鐘。

⑵ 採用掐法，掐擊患者踝部太谿穴 3 分鐘。

每法均需將內氣集於指端，透入穴內。

2. 腎陽不足型：月經不行日久，頭暈腰酸，夜尿量多，形寒畏冷，面色皓白，小腹有時作脹，大便或有溏泄。

【取穴】腎俞、命門、氣海、關元、歸來、足三里（圖 2-68）。

【療法】將內氣集於指端，採用按法，按壓患者腎俞、命門、氣海、關元，腹部歸來，腿部足三里穴，並

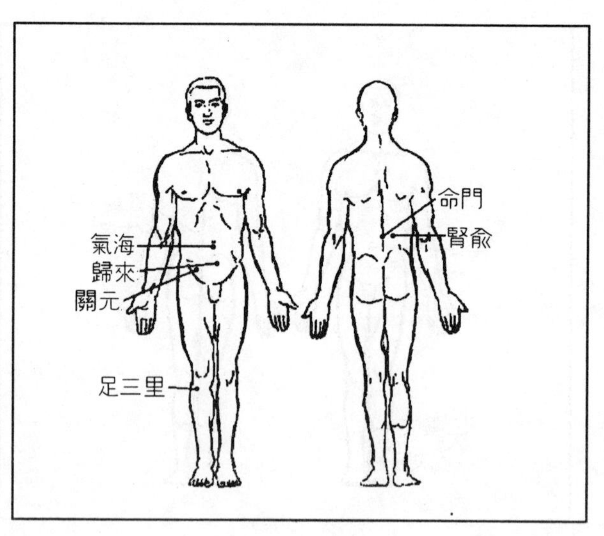

圖 2-68

將內氣透入穴內。

三、妊娠嘔吐

㈠ 概 述

本病是指婦女懷孕 5～6 週後，出現晨起噁心、嘔吐或一日內嘔吐數次，並伴倦怠喜臥、食慾不振等的病症。本病與精神因素、胃酸降低、絨毛膜促性腺激素增高、腎上腺皮質激素降低等有關。本病屬中醫學的「妊娠惡阻」範疇。

㈡ 診斷要點

【取穴】脾俞、胃俞、肝俞、內關（圖 2-69）。

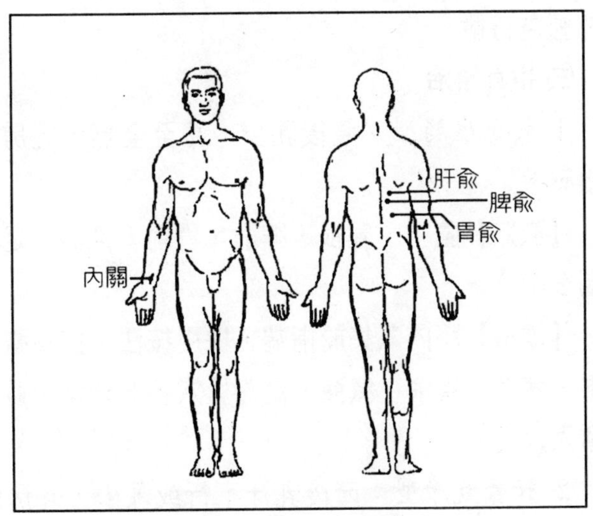

圖 2-69

【療法】⑴採用叩法，叩擊患者脾俞、胃俞、肝俞各穴120～360次。

⑵採用掐法，掐擊患者腕部內關穴3分鐘。

每法均需將內氣集於指端，透入穴內。

四、產後乳少

㈠概　述

產婦在產後2～10天內沒有乳汁分泌，或分泌量過少，不能滿足喂哺嬰兒需要的，稱為產後少乳。本病屬於中醫學「缺乳」「乳汁不行」的範疇。

㈡診斷要點

乳汁減少或全無，乳房柔軟，不脹不痛而硬，伴局部紅腫為特徵。

㈢指針辨治

1.氣血虛弱型：產後乳少，甚至全無。乳房柔軟無脹感。

【取穴】膻中、乳根、脾俞、胃俞、氣海、足三里（圖2-70）。

【療法】將內氣集於指端，採用按法，按壓膻中、乳根、脾俞、胃俞、氣海、足三里穴各3分鐘，並將內氣透入穴內。

2.肝鬱氣滯型：產後乳汁不行或乳少，乳房脹滿疼痛，胸脇脹悶，脘痞食少。

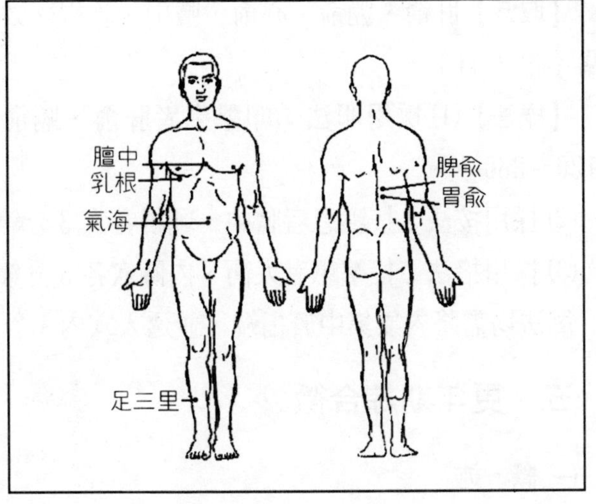

圖 2-70

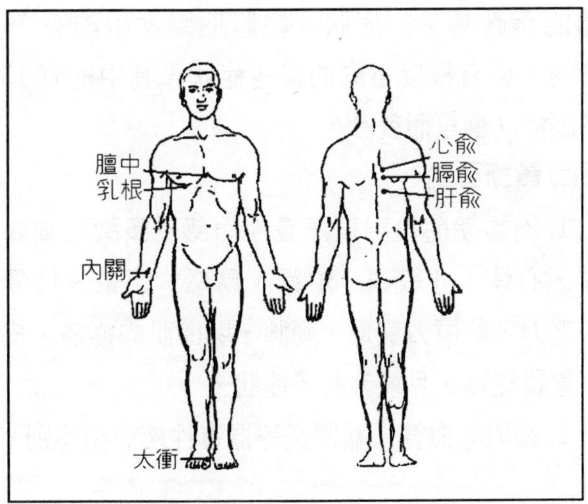

圖 2-71

【取穴】肝俞、膈俞、心俞、膻中、乳根、太衝、內關（圖 2-71）。

【療法】⑴ 採用叩法，叩擊患者肝俞、膈俞、心俞 120～360 次。

⑵ 採用按法，按壓患者膻中、乳根各穴 3 分鐘。

⑶ 採用掐法，掐擊患者太衝、內關穴各 3 分鐘。

每法均需將內氣集中於指端，並透入穴內。

五、更年期綜合徵

㈠ 概　述

更年期綜合徵，是指婦女在更年期中所出現的一系列因性激素減少，及機體衰老所引起的，以植物神經系統功能紊亂為主的症狀。絕經期婦女中約有 75%～85%的人患有程度不同的某些症狀，其中約有 15%的患者因症狀嚴重而就診。

㈡ 診斷要點

1. 絕經期前後出現陣發性面部及頸胸部潮紅、易出汗、心悸、心絞痛、煩躁、易怒、頭暈、目暈、耳鳴、乏力、記憶力減退、肥胖、關節肌肉疼痛，皮膚發癢、骨質疏鬆、月經紊亂等症狀。

2. 須與心血管、關節炎等器質性疾病相區別。

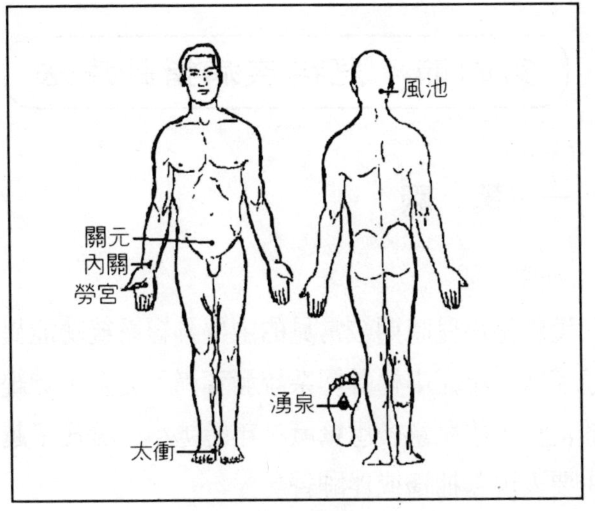

圖 2-72

㈢ 指針辨治

【取穴】風池、關元、內關、勞宮、太衝、湧泉（圖 2-72）。

【療法】⑴ 採用按法，按擊患者風池、關元穴各 3 分鐘。

⑵ 採用掐法，掐擊患者內關、勞宮、太衝、湧泉各穴 3 分鐘。

每法均需將內氣集於指端，透入穴內。

第四節　兒科疾病指針療法

一、驚　厥

㈠概　述

驚厥是小兒時期較常見的中樞神經系統功能異常的緊急症狀。小兒中樞神經系統發育尚不完全，神經興奮易於泛化，故兒童多患驚厥，年齡越小，發病率越高。其主要表現為抽搐或伴神昏。

㈡診斷要點

1. 根據有無發熱，驚厥的鑒別診斷範圍可縮小。

2. 確定是否患有某些疾病，如破傷風、高熱、腦炎等。

3. 是否有外傷史。

4. 曾否吃過何種藥物和食物。

㈢指針辨治

【取穴】人中、中衝、勞宮、合谷、太衝、湧泉（圖 2-73）。

【療法】⑴ 採用按法，按壓患者人中穴 3 分鐘。

⑵ 採用捏法，捏患者手指部中衝穴 3 分鐘。

⑶ 採用掐法，掐擊患者勞宮、合谷、太衝、湧泉各穴 3 分鐘。

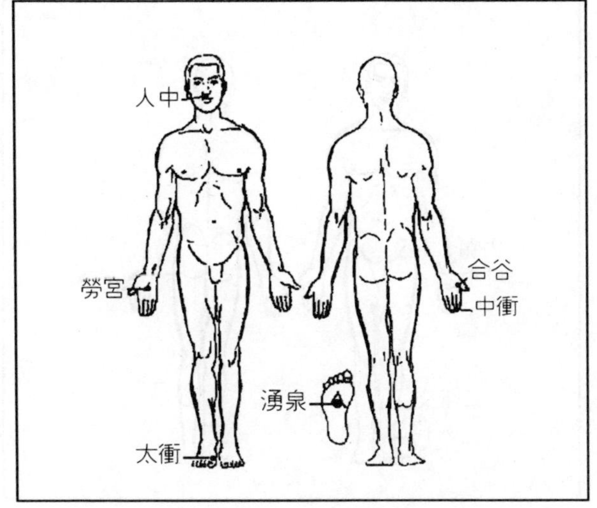

圖 2-73

每法均需將內氣集於指端，並透入穴內。

二、夜　驚

㈠ 概　述

夜驚是指小兒入睡後突然驚恐呼叫的一種病症。好發於 3～8 歲小兒，偶有 6 個月發病者。多在入睡 15 分鐘至 90 分鐘之間發作。表現為突然尖叫，神色不安，雙目直視，意識朦朧，定向能力障礙，幻覺，甚至伴有手足搐搦、遺尿、大便失禁等驚恐狀。

㈡ 診斷要點

開始入睡一段時間後驚叫、輾轉不安，一般持續 1～10 分鐘，發作後不記。

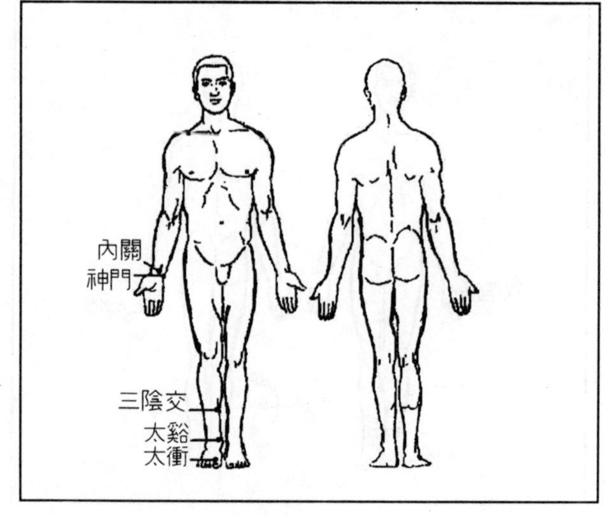

圖 2-74

㈢ 指針辨治

【取穴】內關、神門、太衝、太谿、三陰交（圖 2-74）。

【療法】將內氣集於指端，採用掐法，掐擊患者內關、神門、太衝、太谿、三陰交穴各 3 分鐘，並將內氣透入穴內。

三、厭　食

㈠ 概　述

厭食是指兒童食慾不振、食量減少，甚而拒食的一種病症。本病主要由餵養及飲食調節不當所致。患者初起食慾減退、挑食或偏食等；繼則食量減少，饑餓感不

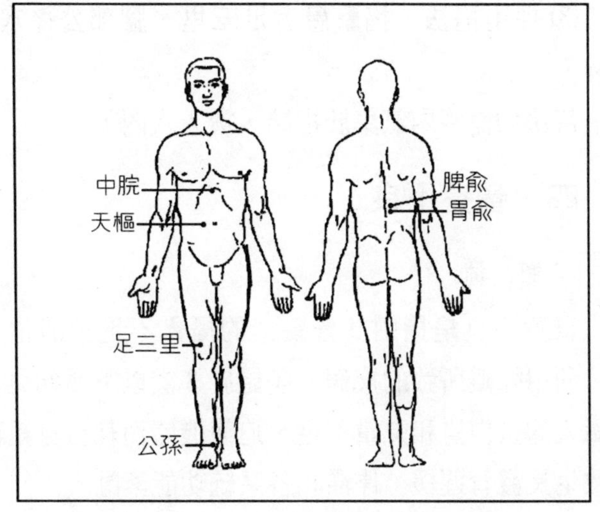

圖 2-75

明顯，體重逐漸下降；最後表現為不思飲食或拒食、消瘦、毛髮稀疏、身高增長緩慢、發育遲緩等。

㈡ 診斷要點

1. 長期食慾下降，見食不貪，甚而拒食。

2. 雖形體偏瘦，但一般精神狀態無特殊異常。

㈢ 指針辨治

【取穴】脾俞、胃俞、中脘、天樞、足三里、公孫（圖 2-75）。

【療法】⑴ 採用叩法，叩擊患者脾俞、胃俞穴各 120～360 次。

⑵ 採用按法，按壓患者腹部中脘、天樞穴各 3 分鐘。

⑶ 採用掐法，掐擊患者足三里、腳部公孫穴各 3 分鐘。

每法均需將內氣集於指端，透入穴內。

四、營養不良

㈠ 概　述

營養不良是指由於營養素的攝入不足，消化、吸收、利用障礙所致的疾病。多見於 3 歲以下嬰幼兒。由於攝入的蛋白質和熱量不足，迫使機體消耗自身組織，導致生長發育遲緩、停滯和各系統功能紊亂。

㈡ 診斷要點

1. 患兒多有長期喂養不當或患寄生蟲病等慢性病史。

2. 體重不增或減輕，皮下脂肪逐漸消失，肌肉少，老人臉，毛髮稀疏、皮膚乾燥或虛腫，水腫。

3. 易患感冒及其他疾病。

㈢ 指針辨治

【取穴】脾俞、中脘、關元、足三里、三陰交（圖 2-76）。

【療法】⑴ 採用按法，按壓患者脾俞、中脘、關元、足三里穴各 3 分鐘。

⑵ 採用掐法，掐擊患者三陰交穴 3 分鐘。

每法均需將內氣集於指端，透入穴內。

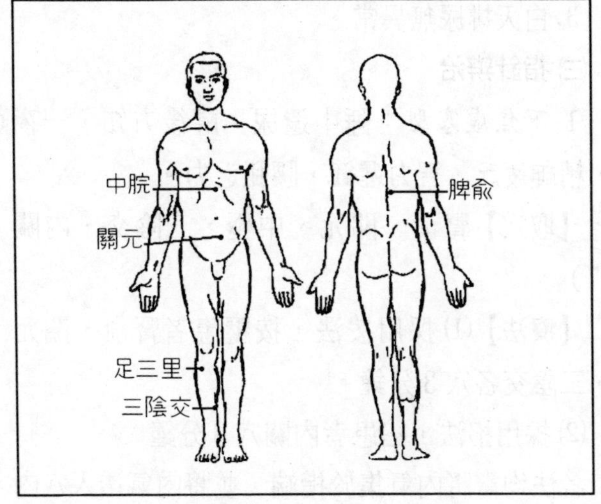

圖 2-76

五、遺尿症

㈠ 概　述

遺尿症是指 3 周歲以上小兒，經常在睡眠中不自覺排尿的一種症狀，俗稱「尿床」「尿炕」。輕者數夜一次，重者一夜數次，10 周歲以下兒童多見。本症大都由於兒童大腦皮層或皮層下中樞功能失調所致，好發於易於興奮、過度熟睡的兒童。

㈡ 診斷要點

1. 夜睡尿床，醒後方覺。無排尿困難。

2. 小便常規檢查正常，未發現其他引起遺尿的致病原因。

3. 白天排尿無異常。

㈢ **指針辨治**

1. 下焦虛寒型：睡中遺尿，醒後方知，一夜可數次，精神疲乏，智力遲鈍，腰腿乏力。

【取穴】腎俞、關元、中極、三陰交、內關（圖2-77）。

【療法】⑴ 採用按法，按壓患者腎俞、關元、中極、三陰交各穴3分鐘。

⑵ 採用掐法，掐患者內關穴3分鐘。

各法均需將內氣集於指端，並將內氣透入穴內。

2. 陰虛有火型：睡中遺尿，夜夢多，尿頻尿少，色黃而熱，面赤唇紅，口乾咽燥。

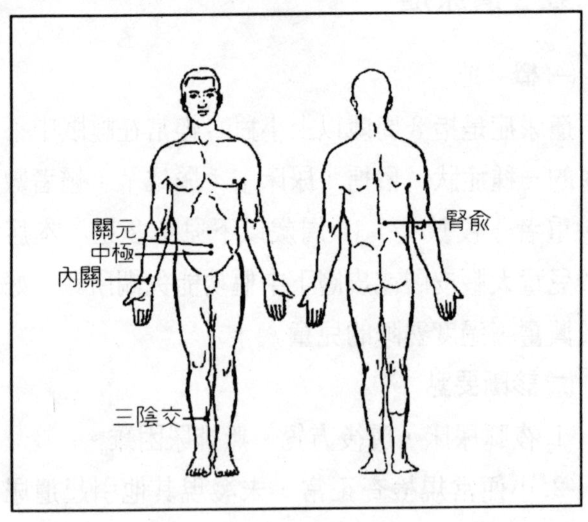

圖 2-77

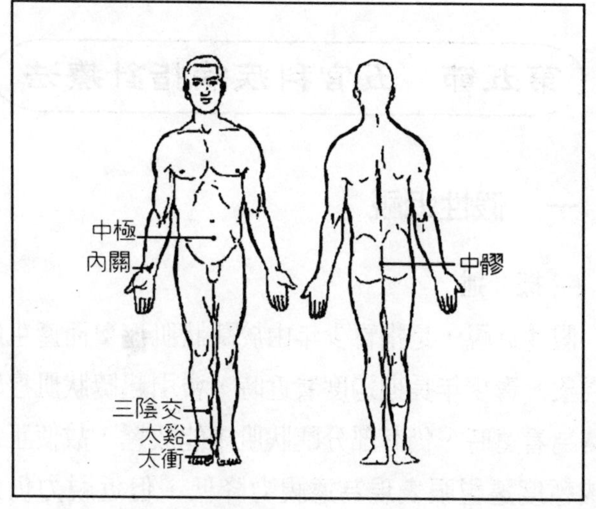

圖 2-78

【取穴】中髎、中極、三陰交、太谿、太衝、內關（圖 2-78）。

【療法】⑴ 採用叩法，叩擊患者中膠穴 120～360 次。

⑵ 採用按法，按壓患者中極、三陰交穴各 3 分鐘。

⑶ 採用掐法，掐擊患者太谿、太衝、內關穴各 3 分鐘。

每法均需將內氣集於指端，並透入穴內。

第五節 五官科疾病指針療法

一、假性近視

㈠ 概 述

假性近視，是指青少年由於睫狀肌痙攣而產生的近視現象。青少年長期過度看近時，會引起睫狀肌痙攣，當轉為看遠時，仍有部分睫狀肌未能放鬆，故使正常視眼或輕度遠視眼表現為遠視力降低，但近視力仍然正常。因其本質為正視或遠視，故把這種現象稱為假性近視或調節性近視。假性近視占全部近視的比例不會超過5%，年齡越小，假性近視比例越高。

㈡ 診斷要點

1. 遠視力不良，近視力正常。閱讀距離近。

2. 輕度和中度近視眼外眼多無異常改變。高度近視眼球突出，瞳孔較大。

㈢ 指針辨治

【取穴】睛明、攢竹、絲竹空、四白、陽白、翳明、風池（圖 2-79）。

【療法】將內氣集於指端，採用雙手掐法，掐擊患者睛明、攢竹、絲竹空、四白、陽白、翳明、風池穴各3 分鐘，並將內氣透入穴內。

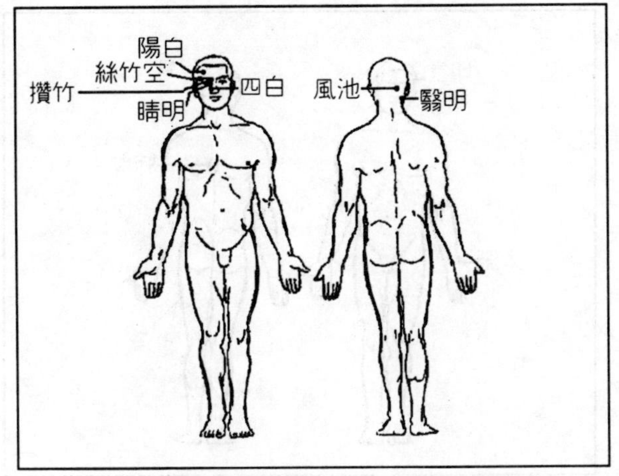

圖 2-79

二、慢性單純性鼻炎

㈠ 概　述

慢性單純性鼻炎，是以鼻塞為主要症狀的鼻黏膜慢性炎症。本病表現為間歇性、交替性鼻塞，時輕時重，時有時無，一般以夜間、久坐、疲勞、酒後或遇寒冷時加重，嗅覺間有減退。鼻涕多，常咳嗽。

㈡ 診斷要點

1. 鼻塞呈間歇、交替持續性，鼻涕多，呈黏液狀。

2. 也可因鼻塞而引起頭脹、頭痛、失眠等。

㈢ 指針辨治

1. 肺虛失宣、邪滯鼻竅型：鼻黏膜及鼻甲腫脹，

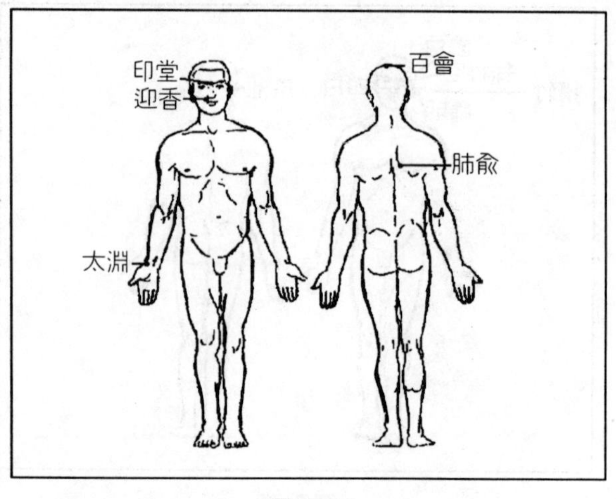

圖 2-80

色淡或潮紅，呈交替性鼻塞，時輕時重，流清涕，遇寒加重，伴咳嗽痰稀。

【取穴】肺俞、百會、迎香、印堂、太淵（圖2-80）。

【療法】將內氣集於指端，採用按法，按壓患者肺俞、百會、迎香、印堂、太淵穴各3分鐘，並將內氣透入穴內。

2. 邪留鼻竅、氣滯血瘀型：鼻甲腫大，色暗紅，鼻塞無歇，涕多或黏白黃稠，嗅覺不敏，音聲不暢，咳嗽多痰，頭暈頭痛。

【取穴】上星、迎香、禾髎、太陽、合谷、大椎、肺俞（圖2-81）。

【療法】⑴ 採用雙手揉按法，揉按患者頭面部上

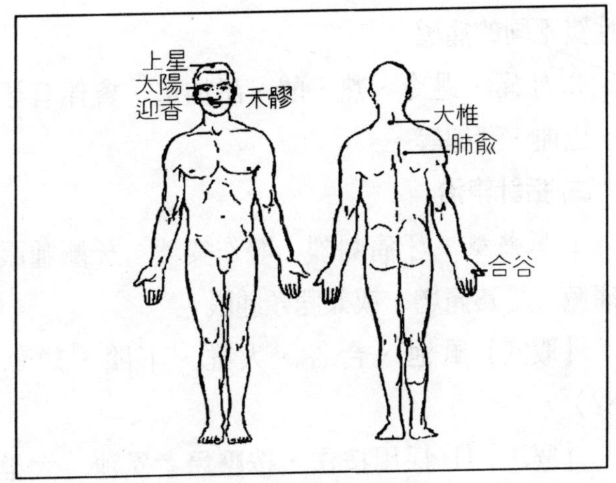

圖 2-81

星、迎香、禾髎、太陽穴各 3 分鐘。

⑵ 採用掐法，掐擊患者合谷穴 3 分鐘。

⑶ 採用按法，按壓大椎、肺俞穴各 3 分鐘。

每法需將內氣集於指端，透入穴內。

三、牙　痛

㈠ 概　述

牙痛是指因牙齒本身或牙周組織或頜骨等病變而引起的疼痛。其表現為牙齒痛，咀嚼困難，遇冷、熱、酸、甜等刺激加重。會伴有牙齦腫脹、萎縮、出血及牙齒鬆動等。

㈡ 診斷要點

1. 牙齒局部有痛感，可呈尖銳痛、鈍痛、搏動痛等性質不同的痛感。

2. 牙痛，遇冷、熱、酸、甜加重。會伴有牙齦腫脹、出血、萎縮等。

㈢ **指針辨治**

1. 風熱型：牙痛劇烈，發作突然，牙齦腫脹，得冷痛減，受熱痛增，或兼腮頰腫脹。

【取穴】風池、合谷、大椎、下關、頰車（圖2-82）。

【療法】⑴ 採用按法，按壓患者風池、大椎、下關、頰車穴各 3 分鐘。

⑵ 採用掐法，掐患者合谷穴 3 分鐘。

每法均需將內氣集於指端，透入穴內。

2. 胃火型：牙痛甚劇，牙齦紅腫，頰肋焮熱，咀

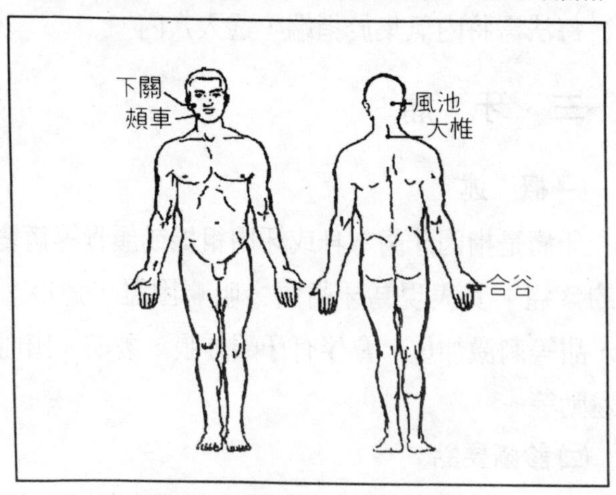

圖 2-82

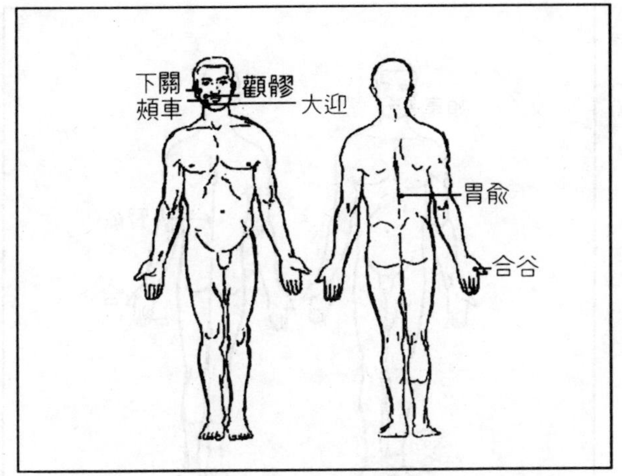

圖 2-83

嚼困難，得冷痛減，口渴口臭，便秘尿赤。

【取穴】頰車、下關、大迎、顴髎、合谷、胃俞（圖 2-83）。

【療法】⑴採用掐法，掐擊患者頰車、下關、大迎、顴髎、合谷穴各 3 分鐘。

⑵採用叩法，叩擊患者胃俞 120～360 次。

每法均需將內氣集於指端，透入穴內。

3.虛火型：牙齒隱隱作痛，時作時止，什後痛甚，日久不癒，牙齦萎縮，甚而牙浮齒動，常伴腰酸軟。

【取穴】合谷、頰車、太谿、然谷、太衝、腎俞（圖 2-84）。

【療法】⑴採用掐法，掐擊患者合谷、頰車、足

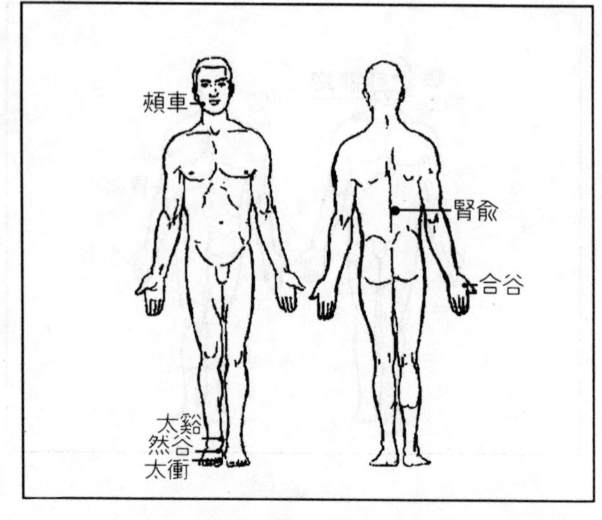

圖 2-84

部太谿、然谷、太衝穴各 3 分鐘。

⑵ 採用叩法，叩擊患者腎俞穴 120～360 次。

每法均需將內氣集於指端，透入穴內。

四、內耳眩暈症

㈠ 概　述

本病是由內耳病變而引起的發作性眩暈，是一種主觀旋轉性或搖擺不穩的感覺，患者自覺天翻地覆，眼花繚亂，並伴有噁心嘔吐。其眩暈的主要特點是眩暈突然發生，因體位變動而加重，持續時間較短，伴有耳鳴、重聽和水平型眼球震顫，有短期自癒和反覆發作的傾向。本病屬於中醫學「眩暈」的範疇。

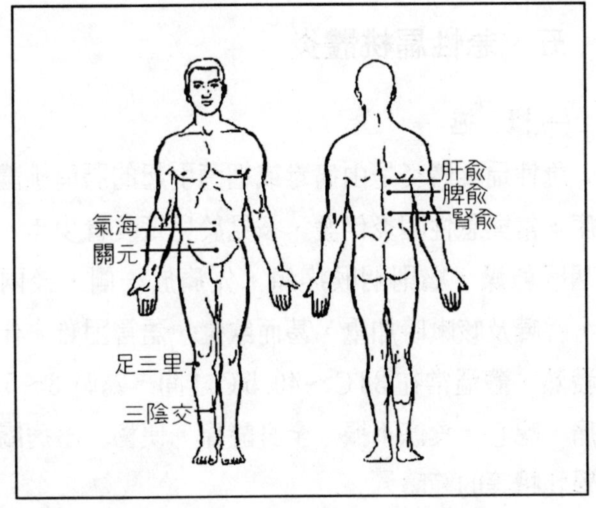

圖 2-85

㈡ **診斷要點**

1. 突然發作旋轉性眩暈、耳鳴及波動性聽力減退。體位變動時加重，伴噁心嘔吐，每次發作數分鐘至數小時。

2. 發作時神志清楚。

3. 發作時有自發性水平旋轉性眼球震顫。

㈢ **指針辨治**

【取穴】脾俞、肝俞、腎俞、氣海、關元、三陰交、足三里（圖 2-85）。

【療法】將內氣集於指端，採用按法，按壓患者脾俞、肝俞、腎俞、氣海、關元、三陰交、足三里穴各 3 分鐘，並將內氣透入穴內。

五、急性扁桃體炎

㈠概　述

急性扁桃體炎是由病毒或細菌引起的腭扁桃體急性炎症，常與急性咽炎伴發，多見於兒童及青少年。初起為咽喉乾燥，繼則咽喉疼痛，先痛於一側，後兩側皆痛，吞嚥及咳嗽時加重，甚而飲食、語言困難。伴見畏寒發熱，體溫常在38℃～40.5℃之間，為時3～5日，頭痛，噁心，食慾不振，全身酸痛，便秘。本病屬於中醫學乳蛾等的範疇。

㈡診斷要點

1. 起病較急。

2. 雙側扁桃體紅腫，表面有黃白色膿點或偽膜，但不超過扁桃體範圍，易拭去。兩側下頜角淋巴結腫大並有壓痛。

3. 有畏寒、發熱、頭痛、全身不適。

㈢指針辨治

1. 風熱外襲型：惡寒發熱，自汗或無汗，頭痛咽痛，吞嚥不利；扁桃體腫大，色紅，無明顯膿點。

【取穴】合谷、外關、扶突、少商、大椎（圖2-86）。

【療法】⑴採用掐法，掐擊患者合谷、外關、少商、扶突穴各3分鐘。

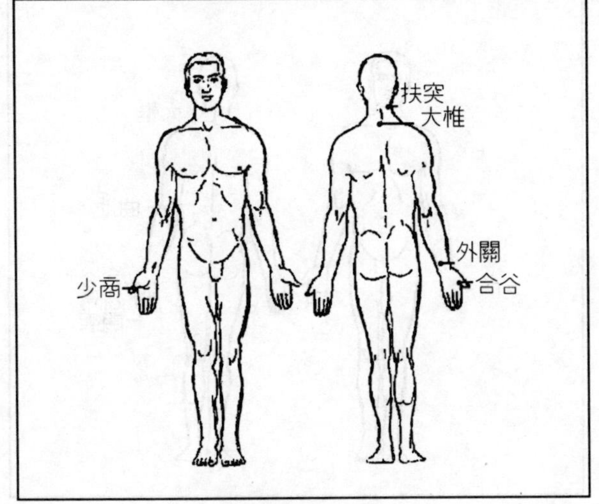

圖 2-86

⑵ 採用按法，按壓患者大椎穴 3 分鐘。

每法均需將內氣集於指端，透入穴內。

2. **熱毒內盛型**：高熱不退，煩渴欲飲，咽喉疼痛，連及耳痛，吞嚥不利甚或困難；扁桃體腫脹，大便秘結。

【取穴】少商、商陽、關衝、合谷、曲池、大椎（圖 2-87）。

【療法】⑴ 採用掐法，掐擊患者少商、商陽、關衝、合谷、曲池穴各 3 分鐘。

⑵ 採用按法，按壓患者大椎穴 3 分鐘。

每法均需將內氣集於指端，透入穴內。

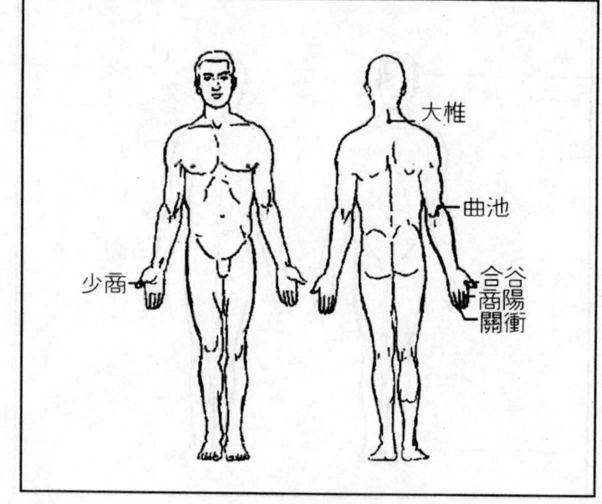

圖 2-87

第六節　急症、危重疾病指針療法

一、休　克

㈠ 概　述

休克是以微循環血流障礙為特徵的急性循環功能不全綜合徵。由感染、過敏、失血、失液、溶血、創傷及心衰等所致。臨床表現為精神呆滯或煩躁不安、體力軟弱、四肢發冷、皮膚潮濕而蒼白或有輕度發紺，脈沉細弱而數，屬於中醫學厥證的範疇。早期發現休克和及時正確處理非常重要。

㈡ 診斷要點

凡符合下列甲項中的⑵條及乙項中的⑴條，可診斷為休克。

甲項：⑴脈細速，超過 100 次/分，或不能觸及。⑵四肢厥冷，皮膚黏膜蒼白或發紺。⑶尿量少於 30ml/h。

乙項：⑴收縮壓低於 80mmHg。⑵脈壓小於 20mmHg。

上述診斷標準尤適於低血容量休克。凡有高血壓者，收縮壓比平時低 35%以上，可診為休克。

㈢ 指針辨治

【取穴】內關、人中、素髎、湧泉、關元（圖

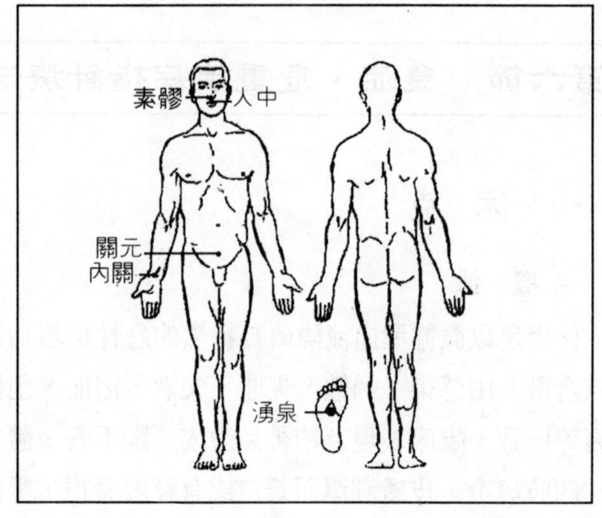

圖 2-88

2-88）。

【療法】儘可能少搬動病人，鬆解衣服，平臥或頭稍低位，注意保暖，但勿過熱；可給熱濃茶，有條件時應給氧氣吸入。指針具體操作如下：將內氣集於指端，採用掐法，掐擊患者內關、人中、素髎、湧泉、關元各穴數分鐘，直至心率和呼吸急促、意識障礙有所改善，手足趨暖、脈搏能夠摸清為止。

二、昏 厥

㈠ 概 述

昏厥俗稱昏倒，是由於一過性腦血流量不足所引起的短暫性意識喪失。臨床表現為突然昏倒，不省人事。

昏厥的病因相當複雜，可分為反射性昏厥、心源性昏厥、腦源性昏厥及其他原因所致的昏厥數類，且每類昏厥又可分為數種。昏厥較重和持久者可能造成昏迷，須及時搶救。

㈡ 診斷要點

1. 急性心力衰竭引起昏厥常表現面色蒼白、紫紺、氣急、頸靜脈怒張等；急性血管功能不全引起昏厥，則蒼白顯著，無紫紺與氣急等症狀。

2. 心源性昏厥常會發現心臟擴大、心臟雜音或心律失常。

3. 循環功能不全所致昏厥都有血壓降低，高血壓引起昏厥，則有血壓顯著升高。

4. 低血糖昏厥有血糖明顯低下。

㈢ 指針辨治

【取穴】人中、內關、合谷、素髎、湧泉（圖2-89）。

【療法】將患者移至空氣流通處，平臥，鬆開領扣，保持適當溫度。其操作方法如下：將內氣集於指端，採用掐法，掐擊患者人中、內關、合谷、素髎、湧泉各穴數分鐘，直至蘇醒為止。

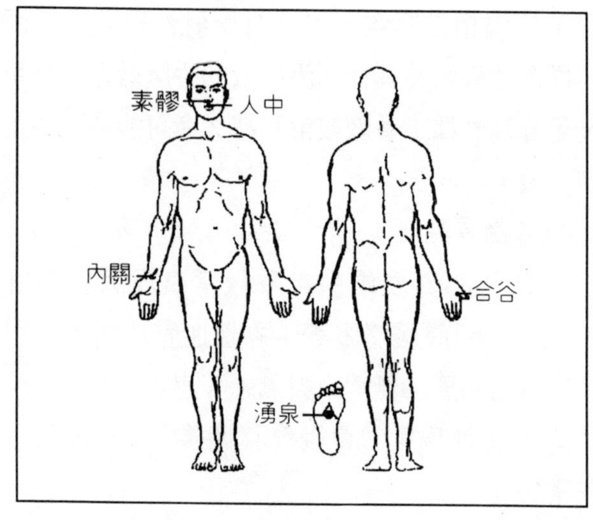

圖 2-89

三、心跳驟停

㈠ 概　述

心跳驟停是指在某種情況下，心臟搏動突然停止。臨床表現為脈搏消失，呼吸相繼停止，四肢厥冷，面色瘀紫等。一般心臟停搏 5～10 秒鐘後引起昏厥；停搏 15 秒鐘以上，發生抽搐；停搏 3～5 分鐘以上，則會因中樞神經系統缺氧過久而造成嚴重的損害，必須爭分奪秒，刻不容緩地搶救。

㈡ 診斷要點

1. 突然神志喪失或伴有全身抽搐。

2. 大動脈搏動消失。

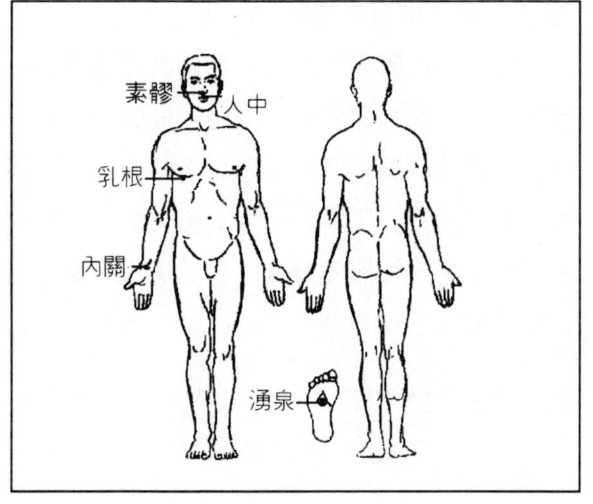

圖 2-90

3. 心音消失。

4. 呼吸停止或斷續。

5. 瞳孔散大。

6. 面色蒼白兼有紫紺。

㈢ **指針辨治**

【取穴】人中、素髎、湧泉、內關、乳根（圖 2-90）。

【療法】⑴將內氣集於指端，採用掐法，掐擊患者人中、素髎、湧泉、內關各穴 20 秒鐘放鬆一次，反覆掐至患者到有心搏、能自主呼吸為止。

⑵將內氣集於指端，採用按法，按壓患者乳根穴，按壓時間為 0.3 秒鐘，放鬆 0.6 秒鐘，每分鐘按壓

60～70 次，直至患者恢復有效心搏為止。

指針救治心跳驟停，僅在不具備其他醫療條件時作應急處理，或與其他療法配合同用。同時應儘快設法將患者送往設備好的醫院救治。若患者呼吸停止，應在心臟按摩時配合做人工呼吸。患者復甦後，應補充血容量，糾正酸中毒。灌服獨參湯，並兼顧心、腦、腎多種臟器辨證治療，鞏固療效。

四、昏　迷

㈠ 概　述

昏迷是指意識喪失、不省人事、對外界事物或刺激失去反應的一種危重病症，引起昏迷的原因很多，對於昏迷病人除要積極尋找病因外，可先用指針緊急處理。

㈡ 診斷要點

1. 有顱內病變、全身疾病史。
2. 意識喪失、不省人事、對刺激失去反應。

㈢ 指針辨治

【取穴】人中、中衝、少商、內關、合谷（圖 2-91）。

【療法】將內氣集於指端，採用掐法，掐擊患者人中、中衝、少商、內關、合谷各穴數分鐘，並將內氣透入穴內，直至患者復甦。同時要注意患者保暖，保持呼吸道通暢；可滴入些黃連素眼藥水保護眼部；鼻飼流汁

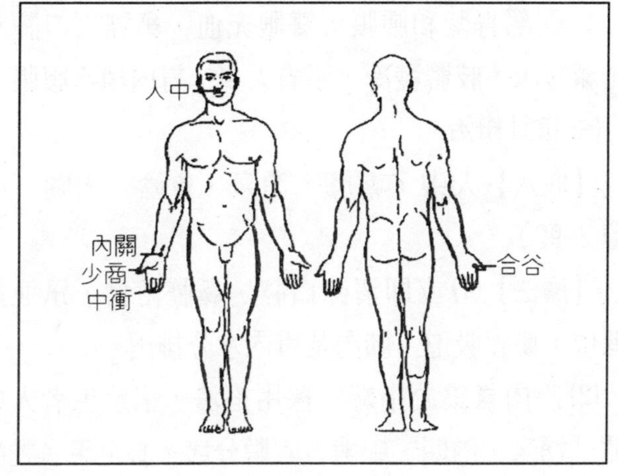

圖 2-91

飲食和定時灌注中藥。

長期昏迷患者應定時翻身，有氧氣設備的應立即給氧。大小便不通時，給予灌腸、導尿。

五、淹　溺

㈠ 概　述

淹溺又稱溺水或淹水，是指呼吸道由於被水、污泥、水草雜質等堵塞，或喉頭、氣管發生反射性痙攣而引起窒息和缺氧的狀態。溺水者可見面部青紫及腫脹，鼻、口腔及氣管都充滿氣泡，四肢厥冷，上腹飽脹，呼吸停止，脈微弱，應立即搶救。

㈡ 診斷要點

1. 有溺水史。

2. 面部青紫和腫脹，雙眼充血，鼻腔、口腔和氣管充滿泡沫，肢體發冷，不省人事，胃內積水腹脹大。

㈢ 指針辨治

【取穴】人中、素膠、湧泉、會陰、內關、中衝（圖 2-92）。

【療法】⑴ 立即清除口腔、鼻腔污物，迅速採取頭低位，使呼吸道、肺內及胃內水分排出。

⑵ 將內氣集於指端，採用掐法，掐擊患者人中、素膠、湧泉、內關、中衝各穴數分鐘，直至患者甦醒，能自主呼吸為止。

⑶ 將內氣集於指端，採用按法，按壓患者會陰數分鐘，直至患者甦醒為止。

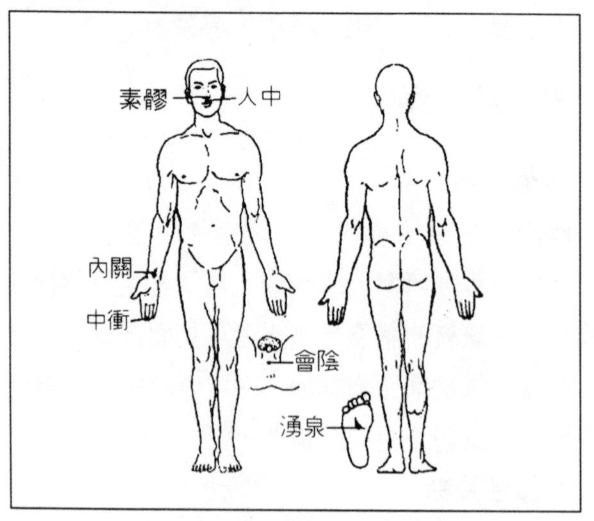

圖 2-92

六、電　擊

㈠ 概　述

電擊又稱觸電，在古代尚無使用電，所以中醫學中無此病名，但卻有「雷擊」一症，後者也屬電擊範疇。發生電擊後，應爭分奪秒搶救。

㈡ 診斷

1. 有觸電史。
2. 呼吸或心跳停止等。

㈢ 指針辨治

【取穴】人中、十宣、湧泉（圖 2-93）。

【療法】及時切斷電源，來不及關電源開關時，可

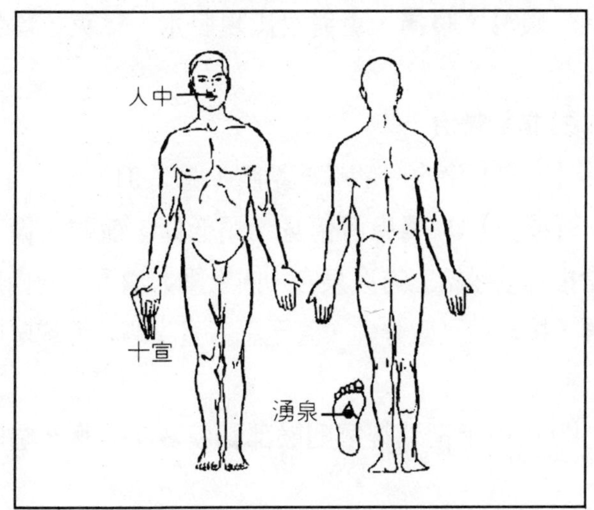

圖 2-93

用絕緣器材如乾木棍、掃帚等挑開電源線或將病人推離電源。然後將內氣集於指端，採用掐法，掐擊患者人中、十宣、湧泉各穴數分鐘，直至患者恢復有效心搏和能自主呼吸為止。

七、食物中毒

㈠ 概　述

誤食毒物後，若毒物尚在胃中，為了減少毒素在體內的吸收，宜儘快進行催吐。

㈡ 診斷要點

1. 有誤食毒物史。

2. 進食有毒和不潔食物後短期內突然發病，症見嘔吐、腹瀉、腹痛，重者可出現脫水、休克，陰傷氣耗。

㈢ 指針辨治

【取穴】廉泉、咽喉部黏膜（圖 2-94）。

【療法】⑴ 囑患者俯身，頭低仰、前伸，術者用中指指端按喉結上方廉泉穴，向上壓力稍重，向內壓力稍輕，按數秒至數分鐘，直至患者產生嘔吐慾或嘔吐為止。

⑵ 用中指指端輕觸咽喉部黏膜數次，直至嘔吐為止。

⑶ 催吐要反覆數次，使胃部毒物吐盡。然後多飲

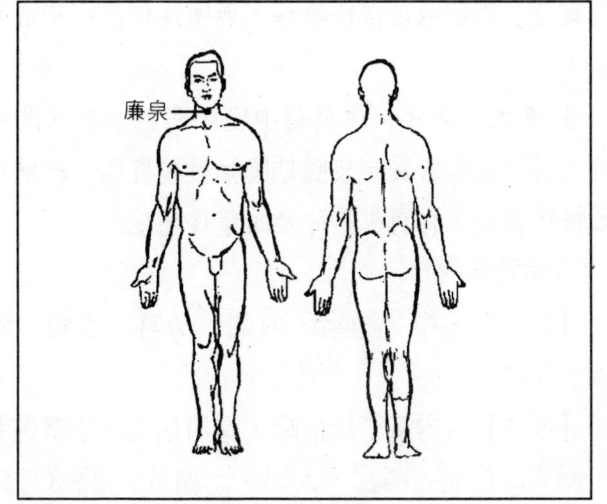

圖 2-94

綠豆湯、甘蔗汁等，補充吐瀉所失去的水分和電解質。

八、急性一氧化碳中毒

㈠ 概　述

一氧化碳中毒又稱煤氣中毒，是指吸入過量一氧化碳氣體後產生的急性中毒狀態。急性一氧化碳中毒，首先應急速開啟門窗，通風換氣，吸氧，有條件者應儘快送入高壓氧艙治療。初步急救可用指針迅速救治。

㈡ 診斷要點

1. 輕度中毒者：表現為頭暈、頭痛、眼花、心悸、噁心嘔吐、四肢乏力，勞動時呼吸困難。

2. 中度中毒者：除出現上述部分症狀外，還可能出現昏迷，經搶救後很快甦醒，無明顯併發症和嚴重後遺症。

3. *重度中毒者*：除具有中度中毒的全部或部分症狀外，昏迷時間較長，皮膚黏膜呈櫻桃紅色，經搶救後意識恢復較慢，且有併發症及嚴重後遺症。

㈢ 指針辨治

【取穴】人中、湧泉、內關、勞宮、太陽、太衝（圖 2-95）。

【療法】將內氣集於指端，採用掐法，掐擊患者人中、湧泉、內關、勞宮、太陽、太衝各穴 2～3 分鐘，直至意識恢復為止。

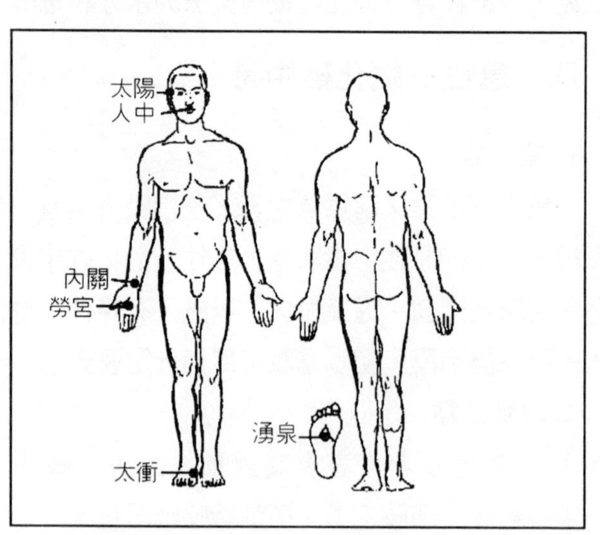

圖 2-95

九、暈動病

㈠ 概 述

暈動病是指由於車、船或飛機運動時產生的不規則顛簸、搖擺、旋轉及加速運動，使人體內耳前庭受到過度刺激而導致功能紊亂的一種疾病。緊張、焦慮、身體虛弱、過饑、過飽、過勞或嗅聞不良氣味等，也可誘發本病。

㈡ 診斷要點

1. 乘車、船或飛機後數分鐘至數小時內發生。

2. 臨床表現為噁心、頭暈、輕度頭痛、心悸、嘔吐、眼球震顫、心律不齊、呼吸減慢、乏力等。

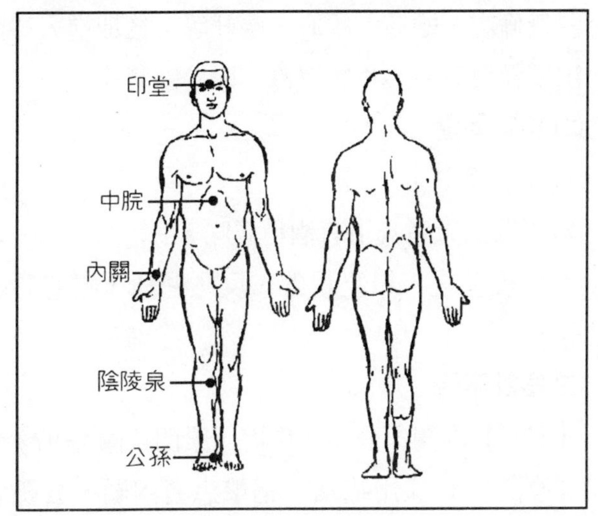

圖 2-96

㈢ **指針辨治**

【取穴】內關、公孫、陰陵泉、中脘、印堂（圖2-96）。

【療法】採用掐法掐擊患者內關、公孫、陰陵泉各穴2～3分鐘；再用按法按壓患者中脘、印堂各穴2～3分鐘。並將內氣集於指端，透入患者穴內。

十、酒精中毒

㈠ **概　述**

酒精中毒又稱醉酒，是指因飲酒過量而導致的急性乙醇中毒，表現為中樞神經系統的過度興奮或抑制。患者初始可見面赤、多言、情緒亢奮等；繼則出現步履不穩、語無倫次、頭痛、噁心、嘔吐等；後期進入昏睡狀態，出現面色蒼白、皮膚濕冷、口唇微紫等。

㈡ **診斷要點**

1. 有飲酒史。

2. 可聞到患者身上有酒精氣味。

3. 出現多言、舉止粗野、反應遲鈍、噁心嘔吐、面紅等。

㈢ **指針辨治**

【取穴】內關、公孫、中脘、梁門（圖2-97）。

【療法】⑴ 採用掐法，掐擊患者內關、公孫各穴2～3分鐘。

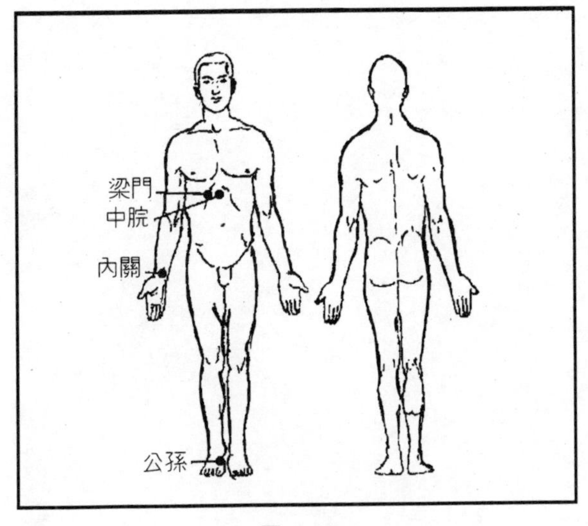

圖 2-97

⑵ 採用按法，按壓患者中脘、梁門各穴 2～3 分鐘。並將內氣集於指端，透入患者穴內。

⑶ 用催吐法，使患者胃內的酒吐出，以減輕醉酒症狀。

附：

參考文獻

1.《新編診療常規》張學庸主編，金盾出版社 1990年9月第1版。

2.《實習醫師手冊》金問濤主編　上海科學技術出版社 1985年5月第1版。

3.《新編中醫臨床手冊》周文泉等主編，金盾出版社 1993年9月第1版。

4.《實用醫療保健手冊》成肇仁等主編，四川科學技術出版社　1994年6月第1版。

5.《經絡圖解》蘭雲桂著　福建科學技術出版社 1991年10月第1版。

6.《中國針灸學概要》北京中醫學院等主編　金盾出版社　1986年8月第1版。

7.《實用針灸選穴手冊》楊兆民等編著　金盾出版社 1990年11月第1版。

8.《針灸與新醫療法》江蘇省中等衛生學校教材編寫組 1973年8月版。

9.《硬氣功點穴術》安在峰編著　北京體育學院出版社 1990年11月第1版。

10.《高等醫藥院校教材　推拿學》俞大方主編　上海科學技術出版社　1985 年 10 月第 1 版。
11.《指針點穴療法》趙武榮　編著　人民衛生出版社 1997 年 10 月第 1 版。
12.《中醫急症奇方妙術》王維亮等編著　廣西民族出版社　1991 年 2 月第 1 版。

大展出版社有限公司
品冠文化出版社

圖書目錄

地址：台北市北投區(石牌)致遠一路二段12巷1號
電話：(02)28236031
28236033
郵撥：0166955～1
傳真：(02)28272069

・法律專欄連載・大展編號 58

台大法學院　法律學系／策劃
法律服務社／編著

1.	別讓您的權利睡著了(1)	200 元
2.	別讓您的權利睡著了(2)	200 元

・武 術 特 輯・大展編號 10

1.	陳式太極拳入門	馮志強編著	180 元
2.	武式太極拳	郝少如編著	200 元
3.	練功十八法入門	蕭京凌編著	120 元
4.	教門長拳	蕭京凌編著	150 元
5.	跆拳道	蕭京凌編譯	180 元
6.	正傳合氣道	程曉鈴譯	200 元
7.	圖解雙節棍	陳銘遠著	150 元
8.	格鬥空手道	鄭旭旭編著	200 元
9.	實用跆拳道	陳國榮編著	200 元
10.	武術初學指南	李文英、解守德編著	250 元
11.	泰國拳	陳國榮著	180 元
12.	中國式摔跤	黃　斌編著	180 元
13.	太極劍入門	李德印編著	180 元
14.	太極拳運動	運動司編	250 元
15.	太極拳譜	清・王宗岳等著	280 元
16.	散手初學	冷　峰編著	200 元
17.	南拳	朱瑞琪編著	180 元
18.	吳式太極劍	王培生著	200 元
19.	太極拳健身與技擊	王培生著	250 元
20.	秘傳武當八卦掌	狄兆龍著	250 元
21.	太極拳論譚	沈　壽著	250 元
22.	陳式太極拳技擊法	馬　虹著	250 元
23.	二十四式／三十二式 太極拳／劍	闞桂香著	180 元
24.	楊式秘傳 129 式太極長拳	張楚全著	280 元
25.	楊式太極拳架詳解	林炳堯著	280 元

26. 華佗五禽劍 劉時榮著 180元
27. 太極拳基礎講座：基本功與簡化24式 李德印著 250元
28. 武式太極拳精華 薛乃印著 200元
29. 陳式太極拳拳理闡微 馬 虹著 350元
30. 陳式太極拳體用全書 馬 虹著 400元
31. 張三豐太極拳 陳占奎著 200元
32. 中國太極推手 張 山主編 300元
33. 48式太極拳入門 門惠豐編著 220元
34. 太極拳奇人奇功 嚴翰秀編著 250元
35. 心意門秘籍 李新民編著 220元
36. 三才門乾坤戊己功 王培生編著 元
37. 武式太極劍精華 +VCD 薛乃印編著 元
38. 楊式太極拳 傅鐘文演述 元

·原地太極拳系列· 大展編號 11

1. 原地綜合太極拳24式 胡啓賢創編 220元
2. 原地活步太極拳42式 胡啓賢創編 200元
3. 原地簡化太極拳24式 胡啓賢創編 200元
4. 原地太極拳12式 胡啓賢創編 200元

·道 學 文 化· 大展編號 12

1. 道在養生：道教長壽術 郝 勤等著 250元
2. 龍虎丹道：道教內丹術 郝 勤著 300元
3. 天上人間：道教神仙譜系 黃德海著 250元
4. 步罡踏斗：道教祭禮儀典 張澤洪著 250元
5. 道醫窺秘：道教醫學康復術 王慶餘等著 250元
6. 勸善成仙：道教生命倫理 李 剛著 250元
7. 洞天福地：道教宮觀勝境 沙銘壽著 250元
8. 青詞碧簫：道教文學藝術 楊光文等著 250元
9. 沈博絕麗：道教格言精粹 朱耕發等著 250元

·秘傳占卜系列· 大展編號 14

1. 手相術 淺野八郎著 180元
2. 人相術 淺野八郎著 180元
3. 西洋占星術 淺野八郎著 180元
4. 中國神奇占卜 淺野八郎著 150元
5. 夢判斷 淺野八郎著 150元
6. 前世、來世占卜 淺野八郎著 150元
7. 法國式血型學 淺野八郎著 150元
8. 靈感、符咒學 淺野八郎著 150元

9. 紙牌占卜學　淺野八郎著　150元
10. ESP 超能力占卜　淺野八郎著　150元
11. 猶太數的秘術　淺野八郎著　150元
12. 新心理測驗　淺野八郎著　160元
13. 塔羅牌預言秘法　淺野八郎著　200元

・趣味心理講座・大展編號 15

1. 性格測驗　探索男與女　淺野八郎著　140元
2. 性格測驗　透視人心奥秘　淺野八郎著　140元
3. 性格測驗　發現陌生的自己　淺野八郎著　140元
4. 性格測驗　發現你的真面目　淺野八郎著　140元
5. 性格測驗　讓你們吃驚　淺野八郎著　140元
6. 性格測驗　洞穿心理盲點　淺野八郎著　140元
7. 性格測驗　探索對方心理　淺野八郎著　140元
8. 性格測驗　由吃認識自己　淺野八郎著　160元
9. 性格測驗　戀愛知多少　淺野八郎著　160元
10. 性格測驗　由裝扮瞭解人心　淺野八郎著　160元
11. 性格測驗　敲開內心玄機　淺野八郎著　140元
12. 性格測驗　透視你的未來　淺野八郎著　160元
13. 血型與你的一生　淺野八郎著　160元
14. 趣味推理遊戲　淺野八郎著　160元
15. 行爲語言解析　淺野八郎著　160元

・婦幼天地・大展編號 16

1. 八萬人減肥成果　黃靜香譯　180元
2. 三分鐘減肥體操　楊鴻儒譯　150元
3. 窈窕淑女美髮秘訣　柯素娥譯　130元
4. 使妳更迷人　成　玉譯　130元
5. 女性的更年期　官舒妍編譯　160元
6. 胎內育兒法　李玉瓊編譯　150元
7. 早產兒袋鼠式護理　唐岱蘭譯　200元
8. 初次懷孕與生產　婦幼天地編譯組　180元
9. 初次育兒 12 個月　婦幼天地編譯組　180元
10. 斷乳食與幼兒食　婦幼天地編譯組　180元
11. 培養幼兒能力與性向　婦幼天地編譯組　180元
12. 培養幼兒創造力的玩具與遊戲　婦幼天地編譯組　180元
13. 幼兒的症狀與疾病　婦幼天地編譯組　180元
14. 腿部苗條健美法　婦幼天地編譯組　180元
15. 女性腰痛別忽視　婦幼天地編譯組　150元
16. 舒展身心體操術　李玉瓊編譯　130元
17. 三分鐘臉部體操　趙薇妮著　160元

18. 生動的笑容表情術　趙薇妮著　160 元
19. 心曠神怡減肥法　川津祐介著　130 元
20. 內衣使妳更美麗　陳玄茹譯　130 元
21. 瑜伽美姿美容　黃靜香編著　180 元
22. 高雅女性裝扮學　陳珮玲譯　180 元
23. 蠶糞肌膚美顏法　梨秀子著　160 元
24. 認識妳的身體　李玉瓊譯　160 元
25. 產後恢復苗條體態　居理安・芙萊喬著　200 元
26. 正確護髮美容法　山崎伊久江著　180 元
27. 安琪拉美姿養生學　安琪拉蘭斯博瑞著　180 元
28. 女體性醫學剖析　增田豐著　220 元
29. 懷孕與生產剖析　岡部綾子著　180 元
30. 斷奶後的健康育兒　東城百合子著　220 元
31. 引出孩子幹勁的責罵藝術　多湖輝著　170 元
32. 培養孩子獨立的藝術　多湖輝著　170 元
33. 子宮肌瘤與卵巢囊腫　陳秀琳編著　180 元
34. 下半身減肥法　納他夏・史達賓著　180 元
35. 女性自然美容法　吳雅菁編著　180 元
36. 再也不發胖　池園悅太郎著　170 元
37. 生男生女控制術　中垣勝裕著　220 元
38. 使妳的肌膚更亮麗　楊　皓編著　170 元
39. 臉部輪廓變美　芝崎義夫著　180 元
40. 斑點、皺紋自己治療　高須克彌著　180 元
41. 面皰自己治療　伊藤雄康著　180 元
42. 隨心所欲瘦身冥想法　原久子著　180 元
43. 胎兒革命　鈴木丈織著　180 元
44. NS 磁氣平衡法塑造窈窕奇蹟　古屋和江著　180 元
45. 享瘦從腳開始　山田陽子著　180 元
46. 小改變瘦 4 公斤　宮本裕子著　180 元
47. 軟管減肥瘦身　高橋輝男著　180 元
48. 海藻精神秘美容法　劉名揚編著　180 元
49. 肌膚保養與脫毛　鈴木真理著　180 元
50. 10 天減肥 3 公斤　彤雲編輯組　180 元
51. 穿出自己的品味　西村玲子著　280 元
52. 小孩髮型設計　李芳黛譯　250 元

・青 春 天 地・大展編號 17

1. A 血型與星座　柯素娥編譯　160 元
2. B 血型與星座　柯素娥編譯　160 元
3. O 血型與星座　柯素娥編譯　160 元
4. AB 血型與星座　柯素娥編譯　120 元
5. 青春期性教室　呂貴嵐編譯　130 元
7. 難解數學破題　宋釗宜編譯　130 元

9. 小論文寫作秘訣　林顯茂編譯　120元
11. 中學生野外遊戲　熊谷康編著　120元
12. 恐怖極短篇　柯素娥編譯　130元
13. 恐怖夜話　小毛驢編譯　130元
14. 恐怖幽默短篇　小毛驢編譯　120元
15. 黑色幽默短篇　小毛驢編譯　120元
16. 靈異怪談　小毛驢編譯　130元
17. 錯覺遊戲　小毛驢編著　130元
18. 整人遊戲　小毛驢編著　150元
19. 有趣的超常識　柯素娥編譯　130元
20. 哦！原來如此　林慶旺編譯　130元
21. 趣味競賽100種　劉名揚編譯　120元
22. 數學謎題入門　宋釗宜編譯　150元
23. 數學謎題解析　宋釗宜編譯　150元
24. 透視男女心理　林慶旺編譯　120元
25. 少女情懷的自白　李桂蘭編譯　120元
26. 由兄弟姊妹看命運　李玉瓊編譯　130元
27. 趣味的科學魔術　林慶旺編譯　150元
28. 趣味的心理實驗室　李燕玲編譯　150元
29. 愛與性心理測驗　小毛驢編譯　130元
30. 刑案推理解謎　小毛驢編譯　180元
31. 偵探常識推理　小毛驢編譯　180元
32. 偵探常識解謎　小毛驢編譯　130元
33. 偵探推理遊戲　小毛驢編譯　180元
34. 趣味的超魔術　廖玉山編著　150元
35. 趣味的珍奇發明　柯素娥編著　150元
36. 登山用具與技巧　陳瑞菊編著　150元
37. 性的漫談　蘇燕謀編著　180元
38. 無的漫談　蘇燕謀編著　180元
39. 黑色漫談　蘇燕謀編著　180元
40. 白色漫談　蘇燕謀編著　180元

・健康天地・大展編號18

1. 壓力的預防與治療　柯素娥編譯　130元
2. 超科學氣的魔力　柯素娥編譯　130元
3. 尿療法治病的神奇　中尾良一著　130元
4. 鐵證如山的尿療法奇蹟　廖玉山譯　120元
5. 一日斷食健康法　葉慈容編譯　150元
6. 胃部強健法　陳炳崑譯　120元
7. 癌症早期檢查法　廖松濤譯　160元
8. 老人痴呆症防止法　柯素娥編譯　130元
9. 松葉汁健康飲料　陳麗芬編譯　130元
10. 揉肚臍健康法　永井秋夫著　150元

11. 過勞死、猝死的預防	卓秀貞編譯	130元
12. 高血壓治療與飲食	藤山順豐著	180元
13. 老人看護指南	柯素娥編譯	150元
14. 美容外科淺談	楊啓宏著	150元
15. 美容外科新境界	楊啓宏著	150元
16. 鹽是天然的醫生	西英司郎著	140元
17. 年輕十歲不是夢	梁瑞麟譯	200元
18. 茶料理治百病	桑野和民著	180元
19. 綠茶治病寶典	桑野和民著	150元
20. 杜仲茶養顏減肥法	西田博著	170元
21. 蜂膠驚人療效	瀨長良三郎著	180元
22. 蜂膠治百病	瀨長良三郎著	180元
23. 醫藥與生活	鄭炳全著	180元
24. 鈣長生寶典	落合敏著	180元
25. 大蒜長生寶典	木下繁太郎著	160元
26. 居家自我健康檢查	石川恭三著	160元
27. 永恆的健康人生	李秀鈴譯	200元
28. 大豆卵磷脂長生寶典	劉雪卿譯	150元
29. 芳香療法	梁艾琳譯	160元
30. 醋長生寶典	柯素娥譯	180元
31. 從星座透視健康	席拉・吉蒂斯著	180元
32. 愉悅自在保健學	野本二士夫著	160元
33. 裸睡健康法	丸山淳士等著	160元
34. 糖尿病預防與治療	藤山順豐著	180元
35. 維他命長生寶典	菅原明子著	180元
36. 維他命C新效果	鐘文訓編	150元
37. 手、腳病理按摩	堤芳朗著	160元
38. AIDS瞭解與預防	彼得塔歇爾著	180元
39. 甲殼質殼聚糖健康法	沈永嘉譯	160元
40. 神經痛預防與治療	木下真男著	160元
41. 室內身體鍛鍊法	陳炳崑編著	160元
42. 吃出健康藥膳	劉大器編著	180元
43. 自我指壓術	蘇燕謀編著	160元
44. 紅蘿蔔汁斷食療法	李玉瓊編著	150元
45. 洗心術健康秘法	竺翠萍編譯	170元
46. 枇杷葉健康療法	柯素娥編譯	180元
47. 抗衰血癒	楊啓宏著	180元
48. 與癌搏鬥記	逸見政孝著	180元
49. 冬蟲夏草長生寶典	高橋義博著	170元
50. 痔瘡・大腸疾病先端療法	宮島伸宜著	180元
51. 膠布治癒頑固慢性病	加瀨建造著	180元
52. 芝麻神奇健康法	小林貞作著	170元
53. 香煙能防止癡呆？	高田明和著	180元
54. 穀菜食治癌療法	佐藤成志著	180元

55. 貼藥健康法　松原英多著　180元
56. 克服癌症調和道呼吸法　帶津良一著　180元
57. B型肝炎預防與治療　野村喜重郎著　180元
58. 青春永駐養生導引術　早島正雄著　180元
59. 改變呼吸法創造健康　原久子著　180元
60. 荷爾蒙平衡養生秘訣　出村博著　180元
61. 水美肌健康法　井戶勝富著　170元
62. 認識食物掌握健康　廖梅珠編著　170元
63. 痛風劇痛消除法　鈴木吉彥著　180元
64. 酸莖菌驚人療效　上田明彥著　180元
65. 大豆卵磷脂治現代病　神津健一著　200元
66. 時辰療法—危險時刻凌晨4時　呂建強等著　180元
67. 自然治癒力提升法　帶津良一著　180元
68. 巧妙的氣保健法　藤平墨子著　180元
69. 治癒C型肝炎　熊田博光著　180元
70. 肝臟病預防與治療　劉名揚編著　180元
71. 腰痛平衡療法　荒井政信著　180元
72. 根治多汗症、狐臭　稻葉益巳著　220元
73. 40歲以後的骨質疏鬆症　沈永嘉譯　180元
74. 認識中藥　松下一成著　180元
75. 認識氣的科學　佐佐木茂美著　180元
76. 我戰勝了癌症　安田伸著　180元
77. 斑點是身心的危險信號　中野進著　180元
78. 艾波拉病毒大震撼　玉川重德著　180元
79. 重新還我黑髮　桑名隆一郎著　180元
80. 身體節律與健康　林博史著　180元
81. 生薑治萬病　石原結實著　180元
82. 靈芝治百病　陳瑞東著　180元
83. 木炭驚人的威力　大槻彰著　200元
84. 認識活性氧　井土貴司著　180元
85. 深海鮫治百病　廖玉山編著　180元
86. 神奇的蜂王乳　井上丹治著　180元
87. 卡拉OK健腦法　東潔著　180元
88. 卡拉OK健康法　福田伴男著　180元
89. 醫藥與生活　鄭炳全著　200元
90. 洋蔥治百病　宮尾興平著　180元
91. 年輕10歲快步健康法　石塚忠雄著　180元
92. 石榴的驚人神效　岡本順子著　180元
93. 飲料健康法　白鳥早奈英著　180元
94. 健康棒體操　劉名揚編譯　180元
95. 催眠健康法　蕭京凌編著　180元
96. 鬱金（美王）治百病　水野修一著　180元
97. 醫藥與生活　鄭炳全著　200元

・實用女性學講座・大展編號 19

1.	解讀女性內心世界	島田一男著	150 元
2.	塑造成熟的女性	島田一男著	150 元
3.	女性整體裝扮學	黃靜香編著	180 元
4.	女性應對禮儀	黃靜香編著	180 元
5.	女性婚前必修	小野十傳著	200 元
6.	徹底瞭解女人	田口二州著	180 元
7.	拆穿女性謊言 88 招	島田一男著	200 元
8.	解讀女人心	島田一男著	200 元
9.	俘獲女性絕招	志賀貢著	200 元
10.	愛情的壓力解套	中村理英子著	200 元
11.	妳是人見人愛的女孩	廖松濤編著	200 元

・校園系列・大展編號 20

1.	讀書集中術	多湖輝著	180 元
2.	應考的訣竅	多湖輝著	150 元
3.	輕鬆讀書贏得聯考	多湖輝著	150 元
4.	讀書記憶秘訣	多湖輝著	180 元
5.	視力恢復！超速讀術	江錦雲譯	180 元
6.	讀書 36 計	黃柏松編著	180 元
7.	驚人的速讀術	鐘文訓編著	170 元
8.	學生課業輔導良方	多湖輝著	180 元
9.	超速讀超記憶法	廖松濤編著	180 元
10.	速算解題技巧	宋釗宜編著	200 元
11.	看圖學英文	陳炳崑編著	200 元
12.	讓孩子最喜歡數學	沈永嘉譯	180 元
13.	催眠記憶術	林碧清譯	180 元
14.	催眠速讀術	林碧清譯	180 元
15.	數學式思考學習法	劉淑錦譯	200 元
16.	考試憑要領	劉孝暉著	180 元
17.	事半功倍讀書法	王毅希著	200 元
18.	超金榜題名術	陳蒼杰譯	200 元
19.	靈活記憶術	林耀慶編著	180 元
20.	數學增強要領	江修楨編著	180 元

・實用心理學講座・大展編號 21

1.	拆穿欺騙伎倆	多湖輝著	140 元
2.	創造好構想	多湖輝著	140 元
3.	面對面心理術	多湖輝著	160 元
4.	偽裝心理術	多湖輝著	140 元

5. 透視人性弱點　多湖輝著　140 元
6. 自我表現術　多湖輝著　180 元
7. 不可思議的人性心理　多湖輝著　180 元
8. 催眠術入門　多湖輝著　150 元
9. 責罵部屬的藝術　多湖輝著　150 元
10. 精神力　多湖輝著　150 元
11. 厚黑說服術　多湖輝著　150 元
12. 集中力　多湖輝著　150 元
13. 構想力　多湖輝著　150 元
14. 深層心理術　多湖輝著　160 元
15. 深層語言術　多湖輝著　160 元
16. 深層說服術　多湖輝著　180 元
17. 掌握潛在心理　多湖輝著　160 元
18. 洞悉心理陷阱　多湖輝著　180 元
19. 解讀金錢心理　多湖輝著　180 元
20. 拆穿語言圈套　多湖輝著　180 元
21. 語言的內心玄機　多湖輝著　180 元
22. 積極力　多湖輝著　180 元

・超現實心理講座・大展編號 22

1. 超意識覺醒法　詹蔚芬編譯　130 元
2. 護摩秘法與人生　劉名揚編譯　130 元
3. 秘法！超級仙術入門　陸明譯　150 元
4. 給地球人的訊息　柯素娥編著　150 元
5. 密教的神通力　劉名揚編著　130 元
6. 神秘奇妙的世界　平川陽一著　200 元
7. 地球文明的超革命　吳秋嬌譯　200 元
8. 力量石的秘密　吳秋嬌譯　180 元
9. 超能力的靈異世界　馬小莉譯　200 元
10. 逃離地球毀滅的命運　吳秋嬌譯　200 元
11. 宇宙與地球終結之謎　南山宏著　200 元
12. 驚世奇功揭秘　傅起鳳著　200 元
13. 啓發身心潛力心象訓練法　栗田昌裕著　180 元
14. 仙道術遁甲法　高藤聰一郎著　220 元
15. 神通力的秘密　中岡俊哉著　180 元
16. 仙人成仙術　高藤聰一郎著　200 元
17. 仙道符咒氣功法　高藤聰一郎著　220 元
18. 仙道風水術尋龍法　高藤聰一郎著　200 元
19. 仙道奇蹟超幻像　高藤聰一郎著　200 元
20. 仙道鍊金術房中法　高藤聰一郎著　200 元
21. 奇蹟超醫療治癒難病　深野一幸著　220 元
22. 揭開月球的神秘力量　超科學研究會　180 元
23. 西藏密教奧義　高藤聰一郎著　250 元

24. 改變你的夢術入門　高藤聰一郎著　250 元
25. 21 世紀拯救地球超技術　深野一幸著　250 元

・養 生 保 健・大展編號 23

1. 醫療養生氣功　黃孝寬著　250 元
2. 中國氣功圖譜　余功保著　250 元
3. 少林醫療氣功精粹　井玉蘭著　250 元
4. 龍形實用氣功　吳大才等著　220 元
5. 魚戲增視強身氣功　宮　嬰著　220 元
6. 嚴新氣功　前新培金著　250 元
7. 道家玄牝氣功　張　章著　200 元
8. 仙家秘傳祛病功　李遠國著　160 元
9. 少林十大健身功　秦慶豐著　180 元
10. 中國自控氣功　張明武著　250 元
11. 醫療防癌氣功　黃孝寬著　250 元
12. 醫療強身氣功　黃孝寬著　250 元
13. 醫療點穴氣功　黃孝寬著　250 元
14. 中國八卦如意功　趙維漢著　180 元
15. 正宗馬禮堂養氣功　馬禮堂著　420 元
16. 秘傳道家筋經內丹功　王慶餘著　280 元
17. 三元開慧功　辛桂林著　250 元
18. 防癌治癌新氣功　郭　林著　180 元
19. 禪定與佛家氣功修煉　劉天君著　200 元
20. 顛倒之術　梅自強著　360 元
21. 簡明氣功辭典　吳家駿編　360 元
22. 八卦三合功　張全亮著　230 元
23. 朱砂掌健身養生功　楊永著　250 元
24. 抗老功　陳九鶴著　230 元
25. 意氣按穴排濁自療法　黃啓運編著　250 元
26. 陳式太極拳養生功　陳正雷著　200 元
27. 健身祛病小功法　王培生著　200 元
28. 張式太極混元功　張春銘著　250 元
29. 中國璇密功　羅琴編著　250 元
30. 中國少林禪密功　齊飛龍著　200 元
31. 郭林新氣功　郭林新氣功研究所　400 元

・社會人智囊・大展編號 24

1. 糾紛談判術　清水增三著　160 元
2. 創造關鍵術　淺野八郎著　150 元
3. 觀人術　淺野八郎著　200 元
4. 應急詭辯術　廖英迪編著　160 元

5. 天才家學習術	木原武一著	160元
6. 貓型狗式鑑人術	淺野八郎著	180元
7. 逆轉運掌握術	淺野八郎著	180元
8. 人際圓融術	澀谷昌三著	160元
9. 解讀人心術	淺野八郎著	180元
10. 與上司水乳交融術	秋元隆司著	180元
11. 男女心態定律	小田晉著	180元
12. 幽默說話術	林振輝編著	200元
13. 人能信賴幾分	淺野八郎著	180元
14. 我一定能成功	李玉瓊譯	180元
15. 獻給青年的嘉言	陳蒼杰譯	180元
16. 知人、知面、知其心	林振輝編著	180元
17. 塑造堅強的個性	坂上肇著	180元
18. 為自己而活	佐藤綾子著	180元
19. 未來十年與愉快生活有約	船井幸雄著	180元
20. 超級銷售話術	杜秀卿譯	180元
21. 感性培育術	黃靜香編著	180元
22. 公司新鮮人的禮儀規範	蔡媛惠譯	180元
23. 傑出職員鍛鍊術	佐佐木正著	180元
24. 面談獲勝戰略	李芳黛譯	180元
25. 金玉良言撼人心	森純大著	180元
26. 男女幽默趣典	劉華亭編著	180元
27. 機智說話術	劉華亭編著	180元
28. 心理諮商室	柯素娥譯	180元
29. 如何在公司崢嶸頭角	佐佐木正著	180元
30. 機智應對術	李玉瓊編著	200元
31. 克服低潮良方	坂野雄二著	180元
32. 智慧型說話技巧	沈永嘉編著	180元
33. 記憶力、集中力增進術	廖松濤編著	180元
34. 女職員培育術	林慶旺編著	180元
35. 自我介紹與社交禮儀	柯素娥編著	180元
36. 積極生活創幸福	田中真澄著	180元
37. 妙點子超構想	多湖輝著	180元
38. 說NO的技巧	廖玉山編著	180元
39. 一流說服力	李玉瓊編著	180元
40. 般若心經成功哲學	陳鴻蘭編著	180元
41. 訪問推銷術	黃靜香編著	180元
42. 男性成功秘訣	陳蒼杰編著	180元
43. 笑容、人際智商	宮川澄子著	180元
44. 多湖輝的構想工作室	多湖輝著	200元
45. 名人名語啟示錄	喬家楓著	180元
46. 口才必勝術	黃柏松編著	220元
47. 能言善道的說話術	章智冠編著	180元
48. 改變人心成為贏家	多湖輝著	200元

49. 說服的ＩＱ　沈永嘉譯　200 元
50. 提升腦力超速讀術　齊藤英治著　200 元
51. 操控對手百戰百勝　多湖輝著　200 元
52. 面試成功戰略　柯素娥編著　200 元
53. 摸透男人心　劉華亭編著　180 元
54. 撼動人心優勢口才　龔伯牧編著　180 元
55. 如何使對方說 yes　程　羲編著　200 元
56. 小道理・美好人生　林政峰編著　180 元
57. 拿破崙智慧箴言　柯素娥編著　200 元
58. 解開第六感之謎　匠英一編著　200 元
59. 讀心術入門　王嘉成編著　180 元

・精 選 系 列・大展編號 25

1. 毛澤東與鄧小平　渡邊利夫等著　280 元
2. 中國大崩裂　江戶介雄著　180 元
3. 台灣・亞洲奇蹟　上村幸治著　220 元
4. 7-ELEVEN 高盈收策略　國友隆一著　180 元
5. 台灣獨立（新・中國日本戰爭一）　森詠著　200 元
6. 迷失中國的末路　江戶雄介著　220 元
7. 2000 年 5 月全世界毀滅　紫藤甲子男著　180 元
8. 失去鄧小平的中國　小島朋之著　220 元
9. 世界史爭議性異人傳　桐生操著　200 元
10. 淨化心靈享人生　松濤弘道著　220 元
11. 人生心情診斷　賴藤和寬著　220 元
12. 中美大決戰　檜山良昭著　220 元
13. 黃昏帝國美國　莊雯琳譯　220 元
14. 兩岸衝突（新・中國日本戰爭二）　森詠著　220 元
15. 封鎖台灣（新・中國日本戰爭三）　森詠著　220 元
16. 中國分裂（新・中國日本戰爭四）　森詠著　220 元
17. 由女變男的我　虎井正衛著　200 元
18. 佛學的安心立命　松濤弘道著　220 元
19. 世界喪禮大觀　松濤弘道著　280 元
20. 中國內戰（新・中國日本戰爭五）　森詠著　220 元
21. 台灣內亂（新・中國日本戰爭六）　森詠著　220 元
22. 琉球戰爭 ①（新・中國日本戰爭七）　森詠著　220 元
23. 琉球戰爭 ②（新・中國日本戰爭八）　森詠著　220 元
24. 中台戰爭（新・中國日本戰爭九）　森詠著　220 元
25. 美中開戰（新・中國日本戰爭十）　森詠著　元

・運 動 遊 戲・大展編號 26

1. 雙人運動　李玉瓊譯　160 元

2. 愉快的跳繩運動　廖玉山譯　180 元
3. 運動會項目精選　王佑京譯　150 元
4. 肋木運動　廖玉山譯　150 元
5. 測力運動　王佑宗譯　150 元
6. 游泳入門　唐桂萍編著　200 元
7. 帆板衝浪　王勝利譯　300 元
8. 蛙泳七日通　溫仲華編著　180 元

・休閒娛樂・大展編號 27

1. 海水魚飼養法　田中智浩著　300 元
2. 金魚飼養法　曾雪玫譯　250 元
3. 熱門海水魚　毛利匡明著　480 元
4. 愛犬的教養與訓練　池田好雄著　250 元
5. 狗教養與疾病　杉浦哲著　220 元
6. 小動物養育技巧　三上昇著　300 元
7. 水草選擇、培育、消遣　安齊裕司著　300 元
8. 四季釣魚法　釣朋會著　200 元
9. 簡易釣魚入門　張果馨譯　200 元
10. 防波堤釣入門　張果馨譯　220 元
11. 透析愛犬習性　沈永嘉譯　200 元
20. 園藝植物管理　船越亮二著　220 元
21. 實用家庭菜園ＤＩＹ　孔翔儀著　200 元
30. 汽車急救ＤＩＹ　陳瑞雄編著　200 元
31. 巴士旅行遊戲　陳羲編著　180 元
32. 測驗你的ＩＱ　蕭京凌編著　180 元
33. 益智數字遊戲　廖玉山編著　180 元
40. 撲克牌遊戲與贏牌秘訣　林振輝編著　180 元
41. 撲克牌魔術、算命、遊戲　林振輝編著　180 元
42. 撲克占卜入門　王家成編著　180 元
50. 兩性幽默　幽默選集編輯組　180 元
51. 異色幽默　幽默選集編輯組　180 元
52. 幽默魔法鏡　玄虛叟編著　180 元

・銀髮族智慧學・大展編號 28

1. 銀髮六十樂逍遙　多湖輝著　170 元
2. 人生六十反年輕　多湖輝著　170 元
3. 六十歲的決斷　多湖輝著　170 元
4. 銀髮族健身指南　孫瑞台編著　250 元
5. 退休後的夫妻健康生活　施聖茹譯　200 元

·飲食保健· 大展編號 29

1.	自己製作健康茶	大海淳著	220 元
2.	好吃、具藥效茶料理	德永睦子著	220 元
3.	改善慢性病健康藥草茶	吳秋嬌譯	200 元
4.	藥酒與健康果菜汁	成玉編著	250 元
5.	家庭保健養生湯	馬汴梁編著	220 元
6.	降低膽固醇的飲食	早川和志著	200 元
7.	女性癌症的飲食	女子營養大學	280 元
8.	痛風者的飲食	女子營養大學	280 元
9.	貧血者的飲食	女子營養大學	280 元
10.	高脂血症者的飲食	女子營養大學	280 元
11.	男性癌症的飲食	女子營養大學	280 元
12.	過敏者的飲食	女子營養大學	280 元
13.	心臟病的飲食	女子營養大學	280 元
14.	滋陰壯陽的飲食	王增著	220 元
15.	胃、十二指腸潰瘍的飲食	勝健一等著	280 元
16.	肥胖者的飲食	雨宮禎子等著	280 元
17.	癌症有效的飲食	河內卓等著	300 元
18.	糖尿病有效的飲食	山田信博等著	元
19.	骨質疏鬆症有效的飲食	板橋明等著	元

·家庭醫學保健· 大展編號 30

1.	女性醫學大全	雨森良彥著	380 元
2.	初為人父育兒寶典	小瀧周曹著	220 元
3.	性活力強健法	相建華著	220 元
4.	30 歲以上的懷孕與生產	李芳黛編著	220 元
5.	舒適的女性更年期	野末悅子著	200 元
6.	夫妻前戲的技巧	笠井寬司著	200 元
7.	病理足穴按摩	金慧明著	220 元
8.	爸爸的更年期	河野孝旺著	200 元
9.	橡皮帶健康法	山田晶著	180 元
10.	三十三天健美減肥	相建華等著	180 元
11.	男性健美入門	孫玉祿編著	180 元
12.	強化肝臟秘訣	主婦之友社編	200 元
13.	了解藥物副作用	張果馨譯	200 元
14.	女性醫學小百科	松山榮吉著	200 元
15.	左轉健康法	龜田修等著	200 元
16.	實用天然藥物	鄭炳全編著	260 元
17.	神秘無痛平衡療法	林宗駛著	180 元
18.	膝蓋健康法	張果馨譯	180 元
19.	針灸治百病	葛書翰著	250 元

20. 異位性皮膚炎治癒法	吳秋嬌譯	220 元
21. 禿髮白髮預防與治療	陳炳崑編著	180 元
22. 埃及皇宮菜健康法	飯森薰著	200 元
23. 肝臟病安心治療	上野幸久著	220 元
24. 耳穴治百病	陳抗美等著	250 元
25. 高效果指壓法	五十嵐康彥著	200 元
26. 瘦水、胖水	鈴木園子著	200 元
27. 手針新療法	朱振華著	200 元
28. 香港腳預防與治療	劉小惠譯	250 元
29. 智慧飲食吃出健康	柯富陽編著	200 元
30. 牙齒保健法	廖玉山編著	200 元
31. 恢復元氣養生食	張果馨譯	200 元
32. 特效推拿按摩術	李玉田著	200 元
33. 一週一次健康法	若狹真著	200 元
34. 家常科學膳食	大塚滋著	220 元
35. 夫妻們閱讀的男性不孕	原利夫著	220 元
36. 自我瘦身美容	馬野詠子著	200 元
37. 魔法姿勢益健康	五十嵐康彥著	200 元
38. 眼病錘療法	馬栩周著	200 元
39. 預防骨質疏鬆症	藤田拓男著	200 元
40. 骨質增生效驗方	李吉茂編著	250 元
41. 蕺菜健康法	小林正夫著	200 元
42. 赧於啓齒的男性煩惱	增田豐著	220 元
43. 簡易自我健康檢查	稻葉允著	250 元
44. 實用花草健康法	友田純子著	200 元
45. 神奇的手掌療法	日比野喬著	230 元
46. 家庭式三大穴道療法	刑部忠和著	200 元
47. 子宮癌、卵巢癌	岡島弘幸著	220 元
48. 糖尿病機能性食品	劉雪卿編著	220 元
49. 奇蹟活現經脈美容法	林振輝編譯	200 元
50. Super SEX	秋好憲一著	220 元
51. 了解避孕丸	林玉佩譯	200 元
52. 有趣的遺傳學	蕭京凌編著	200 元
53. 強身健腦手指運動	羅群等著	250 元
54. 小周天健康法	莊雯琳譯	200 元
55. 中西醫結合醫療	陳蒼杰譯	200 元
56. 沐浴健康法	楊鴻儒譯	200 元
57. 節食瘦身秘訣	張芷欣編著	200 元
58. 酵素健康法	楊皓譯	200 元
59. 一天 10 分鐘健康太極拳	劉小惠譯	250 元
60. 中老年人疲勞消除法	五味雅吉著	220 元
61. 與齲齒訣別	楊鴻儒譯	220 元
62. 禪宗自然養生法	費德漢編著	200 元
63. 女性切身醫學	編輯群編	200 元

國家圖書館出版品預行編目資料

神奇指針療法／安在峰編著
——初版，——臺北市，品冠文化，2001〔民 90〕
面；21 公分，——（傳統民俗療法；8）
ISBN 957-468-088-6（平裝）
1.民俗醫藥
418.99　　90010292

神奇指針療法　　ISBN 957-468-088-6

編 著 者／安 在 峰
責任編輯／秦 燕
發 行 人／蔡 孟 甫
出 版 者／品冠文化出版社
社 址／台北市北投區（石牌）致遠一路 2 段 12 巷 1 號
電 話／（02）28233123・28236031・28236033
傳 真／（02）28272069
郵政劃撥／19346241
E－mail／dah-jaan @ms 9.tisnet.net.tw
承 印 者／國順文具印刷行
裝 訂／嶸興裝訂有限公司
排 版 者／弘益電腦排版有限公司
初版 1 刷／2001 年（民 90 年）9 月

定 價／200 元